Dr. Harald Blomberg

Autismus ganzheitlich verstehen

Dr. Harald Blomberg

Autismus ganzheitlich verstehen

Rhythmisches Bewegungstraining und optimale Ernährung bei Autismus und ADHS

VAK

VAK Verlags GmbH
Kirchzarten bei Freiburg

Titel der englischen Ausgabe:
Autism – a disease that can heal.
Rhythmic Movements and diet in autism and ADHD

Die Deutsche Nationalbibliothek verzeichnet diese Publikation in der Deutschen Nationalbibliografie; detaillierte bibliografische Daten sind im Internet über http://dnb.d-nb.de abrufbar.

VAK Verlags GmbH
Eschbachstr. 5
79199 Kirchzarten
Deutschland
info@vakverlag.de
www.vakverlag.de

3. Auflage 2025
(Die Auflagen 1 und 2 erschienen unter dem Titel "Autismus ist heilbar" mit der ISBN 978-3-86731-170-0)

Illustrationen: Ricardo Mauler Gruber
Übersetzung: Rotraud Oechsler
Lektorat: Norbert Gehlen
Covergestaltung: Kathrin Steigerwald, Hamburg
Covermotiv: NoLimitStudio/Adobe Stock (generiert mit KI)
Layout: Karl-Heinz Mundinger, VAK
Gesamtherstellung: Friedrich Pustet GmbH & Co. KG, Regensburg
Printed in Germany
ISBN: 978-3-86731-295-0

Inhalt

Hinweis des Verlags

Dieses Buch informiert über Möglichkeiten der Selbsthilfe bei ADHS und bei Störungen aus dem autistischen Formenkreis. Wer die im Buch enthaltenen Ernährungs- und Übungsempfehlungen anwendet, tut dies in eigener Verantwortung. Autor und Verlag beabsichtigen nicht, individuelle Diagnosen zu stellen oder Therapieempfehlungen zu geben. Die Informationen in diesem Buch sind nicht als Ersatz für professionelle therapeutische Hilfe bei gesundheitlichen oder psychischen Problemen zu verstehen.

Einführung

Seit mehr als 25 Jahren arbeite ich mit den rhythmischen Bewegungsübungen, die ich in den 1980er-Jahren bei der Schwedin Kerstin Linde kennengelernt habe. Ich habe ihre Methode weiterentwickelt, wichtige Elemente hinzugefügt, ein Trainingsprogramm dafür konzipiert und nenne meine Methode *Blomberg Rhythmic Movement Training®* [deutsche Version: rhythmisches Bewegungstraining; Anmerk. d. Verlags] In meinem Buch *Bewegungen, die heilen* [VAK, 2012] habe ich sie eingehend beschrieben.

Kerstin Linde war ursprünglich Fotografin. Sie beobachtete genau, wie sich Babys und Erwachsene bewegen, und wurde hauptsächlich durch die spontanen Bewegungen der Kleinen zu den rhythmischen Übungen inspiriert. Mitte der 1980er-Jahre beschäftigte ich mich einige Jahre lang mit ihrer Arbeit und ergänzte die Bewegungen, die ich von ihr gelernt hatte, mit Übungen zur Integration der frühkindlichen Reflexe.

Diese Methode hat sich bei Kindern und Erwachsenen mit den verschiedensten Schwierigkeiten (wie ADHS, Legasthenie, psychischen Problemen sowie Muskel- und Gelenkschmerzen) als sehr wirksam erwiesen. Meine Kursunterlagen wurden in mehr als zehn Sprachen übersetzt und mein Buch wurde 2008 in schwedischer, 2011 in englischer, 2012 in deutscher und spanischer sowie 2013 in französischer Sprache veröffentlicht. Weltweit haben Tausende von Menschen an den Kursen für das rhythmische Bewegungstraining teilgenommen.

Kerstin Linde arbeitete mit Kindern und Erwachsenen, die eine ganze Reihe von Beschwerden hatten und bei denen verschiedenste Diagnosen gestellt worden waren; darunter befanden sich auch Kinder mit Störungen aus dem autistischen Formenkreis (engl.: *autism spectrum disorder*, ASD) und solche, die Probleme mit der Aufmerksamkeit und Lernschwierigkeiten hatten. Im Unterschied zu den Kindern mit Aufmerksamkeitsproblemen lernten diejenigen mit Störungen aus dem autistischen Formenkreis oft später sprechen und hatten häufiger Durchfälle, Verstopfung, Allergien und epileptische Anfälle. Mir fiel auf, dass diese Kinder keine so schnellen Fortschritte machten wie die anderen und dass das Training bei ihnen manchmal starke emotionale Reaktionen auslöste.

Anfang der 1990er-Jahre begann ich als Psychiater in einer anthroposophisch geführten Internatsschule für junge Menschen zwischen 15 und 22 Jahren zu arbeiten. Fast 50 Jahre lang hatte sich diese Schule hauptsächlich um Schüler mit Störungen aus dem autistischen Formenkreis gekümmert und einige wenige von ihnen waren dort verblieben; sie lebten in Wohngemeinschaften, die von der Schule finanziert wurden. Als ich in dieser Einrichtung zu arbeiten anfing, wurden der Schule immer noch viele Schüler mit ASD zugewiesen. Das ist heutzutage anders, denn autistische Störungen haben seither stark zugenommen und die Regelschulen sind inzwischen in der Lage, sich um diese Kinder zu kümmern.

Ich konnte aufzeigen, dass Darmsymptome, insbesondere Verstopfung, bei autistischen Schülern häufig auftraten und dass viele von ihnen psychotische Symptome entwickelten. Epileptische Anfälle waren ebenfalls nicht selten. Als ich das rhythmische Bewegungstraining an dieser Schule einführte, fiel mir auf, dass Schüler mit Autismus oder Asperger-Syndrom (besonders diejenigen, die Darmsymptome hatten), oft starke emotionale Reaktionen auf das Training zeigten und dass sie wesentlich langsamere Fortschritte machten als Kinder mit anderen Diagnosen.

Aus meiner Erfahrung als Psychiater wusste ich, dass Unverträglichkeit von Kasein [Eiweißstoff in Milch und Milchprodukten] und Gluten [„Klebereiweiß" in manchen Getreiden, vor allem in den bei uns am meisten verbreiteten] außer Darmsymptomen wie Durchfall und Verstopfung auch psychiatrische Symptome wie Depressionen, Panikattacken und Psychosen verursachen kann. Das habe ich allerdings nicht während des Medizinstudiums oder in meiner praktischen Ausbildung gelernt (– obwohl es unter Naturheilkundlern und Vertretern alternativer medizinischer und therapeutischer Richtungen schon lange zum Allgemeinwissen gehört).

Erst als ich Anfang der 1990er-Jahre den norwegischen Arzt und Wissenschaftler Karl Reichelt kennenlernte, wurden meine Beobachtungen bestätigt und ich fand eine wissenschaftliche Erklärung dafür, dass Kasein und Gluten Schlüsselfaktoren nicht nur bei der Entwicklung von Autismus, sondern auch bei vielen anderen psychiatrischen Symptomen einschließlich der Schizophrenie sind. Ich beschloss, Schüler mit den gravierendsten Symptomen (zum Beispiel schweren Aggressionsschüben, Gewalttätigkeit und Selbstverletzungsverhalten wie Ritzen oder Schlucken von Rasierklingen usw.) auf eine kasein- und in manchen Fällen auf glutenfreie Ernährung umzustellen. Bei denjenigen, die sich an diese Ernährung halten konnten, besserten sich diese Symptome oder verschwanden ganz; und meist wurde auch vieles andere besser, etwa Psychosen.

In den letzten zehn Jahren habe ich hauptsächlich Kinder mit Aufmerksamkeits- oder Lernproblemen, Kinder mit motorischen Schwierigkeiten und solche mit mehr oder weniger gravierenden autistischen Symptomen behandelt. Durch meine Erfahrungen mit diesen Kindern bestätigte sich, was ich bereits wusste, nämlich, dass Kinder mit Darmsymptomen und besonders solche mit autistischen Symptomen (mit oder ohne offensichtliche Darmproblematik) nicht im selben Maße vom rhythmischen Bewegungstraining profitieren wie andere Kinder. Wenn ich sie auf Nahrungsmittelunverträglichkeiten testete, konnte ich auch feststellen, dass die meisten von ihnen Kasein und viele von ihnen Gluten nicht vertrugen.

Außerdem zeigte sich, dass die Kinder mit den schwersten autistischen Symptomen auch viele andere Nahrungsmittel nicht vertragen konnten. Ich fand heraus, dass sie eine bestimmte Ernährung und Nahrungsergänzungsmittel brauchten, damit das rhythmische Bewegungstraining seine optimale Wirkung entfalten konnte.

> Dieses Buch beruht auf meinen Erfahrungen mit autistischen Kindern und solchen mit Asperger-Syndrom, denen es durch meine Behandlung besser ging oder die wieder ganz gesund wurden. Im Gegensatz zu den meisten anderen Ärzten halte ich Autismus für eine Erkrankung oder Störung, die sich bessern lässt oder sogar geheilt werden kann, wenn man die Genesung des Kindes mit den richtigen Maßnahmen unterstützt.

Die etablierte Medizin betrachtet Autismus als *genetisch bedingte, unheilbare* neurologische Störung und empfiehlt, den Kindern mit *pädagogischen* Mitteln zu helfen, anstatt ihnen eine adäquate Behandlung angedeihen zu lassen. Der Theorie von Autismus als ererbter, genetisch bedingter Störung widerspricht jedoch der beispiellose Anstieg der Autismusfälle in den letzten 30 Jahren. Vor 1980 lagen die Schätzungen in wissenschaftlichen Studien gleichbleibend bei einer Autismusquote von zwei bis fünf Fällen pro 10 000 Menschen.[1] Laut der amerikanischen Seuchenschutzbehörde hatte 2012 in den USA *ein* Kind von 88 eine Störung aus dem autistischen Formenkreis. Da es absolut unmöglich ist, dass die Häufigkeit einer *ererbten, genetischen*

Störung in wenigen Jahrzehnten derart zunimmt, bezweifeln viele Forscher inzwischen die genetische Erklärung und es häufen sich die Belege dafür, dass die Hauptursachen von Autismus tatsächlich in äußeren Einflüssen zu suchen sind.

Im ersten Teil des Buches stelle ich die verschiedenen äußeren Ursachen von Autismus vor, die in zahlreichen wissenschaftlichen Studien festgestellt worden sind. Dazu gehören zum Beispiel Schwermetalle, insbesondere Quecksilber, und andere toxische Substanzen, manche Impfstoffe, Nahrungsmittel-Unverträglichkeiten und elektromagnetische Felder (EMF).

Im zweiten Teil des Buches (ab Kapitel 11) geht es um Schritte, die Eltern unternehmen können, um ihren Kindern zu helfen, damit sie gesund werden. Dazu gehören das Umstellen der Ernährung, die Gabe von Nahrungsergänzungsmitteln, das Ausschalten elektromagnetischer Felder, die Schwermetallentgiftung und das rhythmische Bewegungstraining.

In einigen Kapiteln gehe ich auch auf Ursachen und Selbsthilfemöglichkeiten für *ADHS und Lernschwierigkeiten* ein. Wie ich in meinem Buch *Bewegungen, die heilen* ausgeführt habe, werden diese Probleme häufig durch eine blockierte motorische Entwicklung in der frühesten Kindheit und durch persistierende Reflexe verursacht. Das rhythmische Bewegungstraining kann auch hier helfen. Doch viele der Symptome bei ADHS und Lernschwierigkeiten stehen ursächlich ebenfalls in Zusammenhang mit Nahrungsmittel-Unverträglichkeiten, Schwermetallen und elektromagnetischen Feldern; in diesen Fällen sollte ähnlich vorgegangen werden wie bei Störungen aus dem autistischen Formenkreis.

> Dieses Buch wendet sich an Eltern, deren Kinder von Störungen aus dem autistischen Formenkreis (ASD) und anderen Problemen wie Aufmerksamkeits- und Hyperaktivitätsstörungen, Lernschwierigkeiten, Epilepsie und motorischen Defiziten betroffen sind. Eltern, die mit den Aussagen von Ärzten nicht zufrieden sind und die nach alternativen Möglichkeiten suchen, ihren Kindern zu helfen, werden von der Lektüre dieses Buches profitieren. Es wendet sich aber auch an Fachleute, die durch ihre Arbeit mit autistischen Kindern im vorschulischen Bereich oder in der Schule zu tun bekommen und Informationen haben möchten, wie sie diesen Kindern besser helfen können.

Ich erhebe keineswegs den Anspruch, dass mein Buch *alle* Möglichkeiten umfasst, mit denen autistischen Kindern am besten zu helfen ist. Ich habe mich auf *die* Methoden konzentriert, mit denen ich eigene Erfahrungen habe, die eine gute Basis für Fortschritte bilden und die sich nicht nur bei vielen Kindern mit Störungen aus dem autistischen Formenkreis, sondern auch bei solchen mit den oben erwähnten anderen Schwierigkeiten gut bewährt haben. Viele Eltern und Therapeuten sind mit *anderen* Methoden erfolgreich gewesen, die ich hier nicht anspreche. Ich hoffe, mein Buch regt Eltern dazu an, genau *die* Methoden zu suchen und zu finden, die gerade *ihr* Kind braucht, um wieder gesund zu werden.

Kapitel 1

Was ist Autismus und wodurch wird er verursacht?

Im Jahre 1943 beschrieb der amerikanische Kinderpsychiater Leo Kanner in einem Lehrbuch mit dem Titel *Autistic disturbances of affective contact* [zu Deutsch etwa: Autistische Störungen des affektiven Kontakts; Anmerk. d. Übers.] ein neues Syndrom bei Kindern. Zu den von ihm genannten Symptomen gehörten: die Unfähigkeit, eine Beziehung zu anderen Menschen herzustellen; mangelhafte oder ausgebliebene Sprachentwicklung; sensorische Empfindlichkeit, ständiges Wiederholen bestimmter Verhaltensweisen; zwanghaftes Verlangen danach, dass immer alles gleich bleibt.

Wie es zu der Diagnose Autismus kam

Im Jahre 1980 wurde die Diagnose „infantiler Autismus" mit folgenden Kriterien in das DSM III, das amerikanische diagnostische Handbuch für psychiatrische Erkrankungen, aufgenommen:

1. Beginn vor dem Alter von 30 Monaten.
2. Gravierender Mangel an Reaktion auf andere Menschen.
3. Schwerwiegende Defizite in der Sprachentwicklung oder eigentümliche Sprachmuster.

Diese Definition wurde später als zu restriktiv betrachtet und 1987 geändert. Als Kriterien galten nun die anormale Interaktion mit anderen, eine anormale Kommunikation und nur begrenzte Interessen oder Aktivitäten. Dies wurde anhand von 16 einzelnen Kriterien erläutert und für die Diagnosestellung musste eine bestimmte Anzahl davon vorhanden sein.

Im Jahre 1994 modifizierte man die Kriterien für Autismus im DSM IV erneut, um die Diagnose enger zu fassen. Verwandte Krankheitsbilder, die nicht alle Kriterien für Autismus erfüllten, zum Beispiel das Asperger-Syndrom, das Rett-Syndrom und die desintegrative Störung im Kindesalter, wurden nun mit der autistischen Störung unter der Bezeichnung „Störungen aus dem autistischen Formenkreis" zusammengefasst.

Für dieses Buch sind die Klassifizierungen nach dem DSM IV und V nicht so interessant wie die Schwere der Symptome. Aufgrund meiner Erfahrung mit vielen Kindern, bei denen eine autistische Störung oder ein Asperger-Syndrom diagnostiziert wurde, halte ich diese Diagnosen für widersprüchlich und unzuverlässig. Man sollte erwarten, dass die Symptome einer autistischen Störung gravierender sind als die des Asperger-Syndroms, doch ich habe festgestellt, dass das nicht immer der Fall ist.

Die Anzahl der Kinder mit Autismus nimmt stark zu

Vor 1980 war Autismus selten. Übereinstimmenden Schätzungen wissenschaftlicher Studien zufolge lag die Quote bei zwei bis fünf Fällen pro 10 000 Menschen.[1] In den nachfolgenden 25 Jahren kam es zu einer rapiden Zunahme. Im Jahre 2004 wurde die aktuelle Auftretenshäufigkeit von Autismus und verwandten Störungen bei Kindern in den USA in einem offiziellen Bericht der amerikanischen Zentren für Krankheitskontrolle und Prävention [CDC, eine Art Seuchenschutzbehörde] mit 1 zu 166 angegeben. Im Jahre 2012 wurde sie von derselben Behörde mit 1 Kind von 88 angegeben. Die aktualisierten Schätzungen beruhen auf den Daten, die 2008 in 14 amerikanischen Gemeinden erhoben wurden.

Diese Entwicklung kann mit dem veranschaulicht werden, was in Kalifornien geschah. Dort gab es regionale Zentren, die sich um Menschen mit Beeinträchtigungen kümmerten. Etwa 75 bis 80 Prozent der Kinder mit Entwicklungsstörungen waren dort angemeldet. Vor 1980 betrug der Anteil der autistischen Kinder zwischen 150 und 200, 1987 war die Anzahl auf 400 gestiegen. Während der folgenden zehn Jahre kam es zu einem rapiden Anstieg. Zwischen 1987 und 1998 wurden fast dreimal so viele Kinder mit Autismus diagnostiziert. Die Anzahl der in den regionalen Zentren angemeldeten ASD-Kinder hatte sich nahezu verzwanzigfacht. Im Jahr 2000 waren es mehr als 20 000 autistische Kinder gegenüber 200 im Jahre 1980.[1] Andere Studien haben eine ähnliche Zunahme von Störungen aus dem autistischen Formenkreis in anderen Teilen der USA bestätigt. In Europa stieg die Anzahl ebenfalls beträchtlich, aber nicht so schnell wie in den USA.

Autismus – eine angeborene genetische Störung?

Aus Sicht der konventionellen Medizin ist Autismus eine psychiatrische Störung mit angeborenen genetischen Ursachen. Man geht davon aus, dass die Symptome durch eine Schädigung im Gehirn ausgelöst werden. Der schwedische Sachverständige Professor Christoffer Gillberg schrieb in seinem Buch *Autism* (1999):

> *„Zwillingsstudien … weisen darauf hin, dass die Vererbung ein wichtiger kausaler Faktor bei Autismus ist … Möglicherweise muss noch etwas anderes dazukommen, zum Beispiel eine Schädigung des Gehirns vor oder während der Geburt, damit es zu schwerem Autismus kommt."*[2]

Mit keinem Wort erwähnte Gillberg in seinem Buch die große Anzahl von Studien, die sich mit verschiedenen *äußeren* Ursachen von Autismus befassen, zum Beispiel Schädigungen des Immunsystems, Allergien, Nahrungsmittel-Unverträglichkeiten, Virusinfektionen, Schwermetalle, insbesondere Quecksilber, das Leaky-Gut-Syndrom [der „durchlässige Darm"] andere, die eine wichtige Rolle bei der Entstehung und zunehmenden Häufigkeit von Autismus spielen und die er zudem als nicht nachgewiesen abtat.

Die konventionelle Medizin bemüht sich, die Zunahme von Autismus herunterzuspielen, da sich eine *angeborene*, genetisch bedingte Störung (von der sie ausgeht) logischerweise ja nicht so epidemisch ausbreiten kann. Folglich wird vonseiten der CDC erklärt, es bestehe der Verdacht, dass eine gewisse Zunahme der Fälle einer stärkeren Wahrnehmung und besseren Identifikation der Kinder geschuldet sei. Eine neuere Studie hat jedoch gezeigt, dass Autismus durch schadhafte Gene verursacht werden kann, die *nicht* von den Eltern geerbt wurden, sondern aus den Spermienzellen oder Eizellen stammen.[3] Diese Entdeckung bestätigt die Bedeutung des äußeren Umfelds als eines ursächlichen Faktors bei Autismus und die Rolle, die dieses bei genetischen Schäden spielen kann.

Die neue, alternative Erklärung für die Entstehung von Autismus

> Aus den umfangreichen Forschungsarbeiten der letzten 30 Jahre geht hervor, dass immer mehr Kinder autistisch werden, weil Immunsystem und Entgiftungsfähigkeit des Körpers durch den zunehmenden umweltbedingten Stress überfordert sind. Schwerwiegende autistische Symptome wie die Unfähigkeit, auf andere Menschen zu reagieren, und massive Sprachdefizite sind immer Zeichen für eine Schädigung des Gehirns.

Diese kann unterschiedliche Ursachen haben. Eine Gehirnschädigung mit Symptomen wie bei Autismus kann durch eine massive Schwermetallvergiftung, insbesondere durch Quecksilber, verursacht sein. Ich habe auch Patienten gehabt, die nach einem Schädel-Hirn-Trauma in der frühen Kindheit oder nach einer Virusenzephalitis im Säuglingsalter autistische Symptome entwickelten. So etwas ist selten; in der Mehrzahl der Fälle entwickelt sich Autismus auf andere Weise.

Forschungsarbeiten über Autismus haben umfangreiche Immunreaktionen in bestimmten Teilen des Gehirns, insbesondere im Kleinhirn gezeigt. Ähnliche Reaktionen werden auch bei Parkinson, Alzheimer und manchmal bei HIV beobachtet. Andere Studien haben ergeben, dass in vielen Fällen im Darm gebildete Substanzen die Hauptursache solcher Immunreaktionen sind:

> Aufgrund einer Entzündung der Darmschleimhaut, zu der es durch Faktoren wie Schwermetalle, eine schädliche Darmflora und Impfungen kommt, können im Darm gebildete Substanzen die Darmwand passieren, der Betreffende hat dann ein sogenanntes Leaky-Gut-Syndrom. Sie erreichen über den Blutstrom das Gehirn und verursachen dort Immunreaktionen, eine Gehirnschädigung und autistische Symptome.

Viele Studien haben bestätigt, dass diese Faktoren bei der Zunahme der Autismusfälle eine entscheidende Rolle spielen, auch wenn sie nicht alle in jedem einzelnen Fall beteiligt sein mögen. Die Erfahrung zeigt auch, dass es zu einer Besserung der autistischen Symptome kommt, wenn die Darmfunktion mit entsprechenden Maßnahmen wiederhergestellt wird. Durch geeignete Ernährung, durch Verbesserung der Darmflora und die Ausleitung von Schwermetallen gehen die Immunreaktionen des Gehirns zurück und der Weg zur Überwindung der Krankheit wird frei.

Trotz aller veröffentlichten Forschungsstudien, die die Rolle des Immunsystems, der Verbindung zwischen Gehirn und Darm, die Rolle von Schwermetallen und Impfstoffen sowie von Nahrungsmittel-Unverträglichkeiten bei Autismus bestätigen, bleibt die etablierte Medizin weltweit dabei, die Bedeutung dieser Erkenntnisse zu leugnen, und hält an der genetischen Erklärung fest. Zusätzlich haben die CDC in den USA erklärt, dass weitere Forschungen zum Thema Autismus und Quecksilber in Impfstoffen überflüssig seien, und empfohlen, keine weiteren Gelder in die Untersuchung dieser Risiken zu investieren. In Großbritannien haben medizinische Institutionen und Medien sogar zu einer Offensive gegen Forscher aufgerufen, die Artikel über einen Zusammenhang zwischen Autismus und der Impfung gegen Masern, Mumps und Röteln [in diesem Buch meist abgekürzt: MMR-Impfung; Anm. d. Verlags] veröffentlicht haben. Das hat andere Forscher von weiteren Untersuchungen über die Ursprünge von Autismus abgeschreckt.

Kapitel 2

Autismus und die Verbindungen zwischen Darm und Gehirn

Einer der Pioniere der modernen Psychiatrie, der französische Psychiater Phillipe Pinel (1745–1828), war für seine psychologisch einfühlsame und menschlich respektvolle Behandlung der ihm anvertrauten Patienten berühmt. Er glaubte, dass die Wahrheit in der Medizin auf der klinischen Erfahrung beruhe. Pinel machte täglich, manchmal sogar mehrmals, Visite bei allen seinen Patienten, um sich einen detaillierten Überblick über das Krankheitsbild eines jeden zu verschaffen, und führte sorgfältig Buch darüber. Nach jahrelanger Arbeit mit psychisch Kranken oder, wie man damals noch sagte, mit „Geisteskranken“, kam er zu dem Schluss, der primäre Herd der „Geisteskrankheit“ befinde sich im Bereich von Magen und Darm.

Darm und Gehirn – ein Paar mit „besten Verbindungen“

Meine eigene Erfahrung als Psychiater bestätigt diese Schlussfolgerung:

> Ich habe festgestellt, dass Patienten mit Depressionen, Angst- und Panikstörungen, mit Zwangsverhalten, einer Psychose, bipolaren Störungen, Autismus oder ADHS oft Probleme mit der Verdauung und mit Nahrungsmittel-Unverträglichkeiten haben.

In den 1980er-Jahren hatte ich viele Patienten mit einer durch Amalgam bedingten Quecksilbervergiftung; die meisten von ihnen hatten akute Darmsymptome, zum Beispiel Verstopfung, weiche Stühle und Blähungen gehabt. Bei vielen von ihnen zeigten sich auch psychische Probleme wie Depressionen, Angstzustände und Müdigkeit. Sie erlebten, dass sich sowohl ihre

Darmsymptome als auch ihre psychischen Schwierigkeiten besserten, wenn sie Gluten und Kasein von ihrem Speiseplan strichen. Ich begann, Patienten mit Depressionen und Angstzuständen in diesem Sinne zu beraten, und stellte manchmal erstaunliche Ergebnisse fest.

Ein junger Mann ist mir ganz besonders im Gedächtnis geblieben, der plötzlich mit schweren depressiven Verstimmungen, akuten Selbstmordgedanken und extremer Unruhe zu kämpfen hatte. Er hatte nie zuvor solche Symptome gehabt und es hatte sich in seinem Leben auch nichts ereignet, was die Symptome hätte auslösen können – außer einer Veränderung seiner Essgewohnheiten. Er erklärte, dass er Vegetarier werden wolle und kurz zuvor seine Ernährung auf Brot und Milchprodukte beschränkt habe, anstatt sich ausgewogen und nahrhaft vegetarisch zu ernähren. Wegen der Selbstmordgefahr wollte ich ihn ins Krankenhaus einweisen, doch er weigerte sich strikt; er wollte zu Hause bleiben und einer seiner Freunde versprach, sich um ihn zu kümmern. Ich nahm ihm das Versprechen ab, auf Gluten und Kasein zu verzichten, und das hielt er auch ein. Als ich ihn vier Wochen später wiedersah, ging es ihm gut, er hatte keine Depressionen und keine Angstzustände mehr und seine Unruhe war auch verschwunden.

Darmsymptome bei Patienten mit chronischer Schizophrenie

Anfang der 1990er-Jahre bekam ich die Gelegenheit, das rhythmische Bewegungstraining [Abkürzung der engl. Bezeichnung: RMT] bei einer Gruppe von Patienten mit chronischer Schizophrenie einzuführen, die bereits mehr als zehn Jahre im Krankenhaus verbracht hatten, und ich lernte sie und ihre Symptome dabei recht gut kennen. Ich stellte fest, dass die meisten dieser Patienten Darmsymptome hatten, in der Regel eine schwere Verstopfung, und dass sie regelmäßig Abführmittel nehmen mussten. War es etwa eine Woche lang nicht zu einer Entleerung gekommen, führte das zu einer tendenziellen Verschlechterung ihrer psychotischen Symptome, die nach dem Abführen wieder besser wurden.

Es war mir sehr wohl bewusst, dass die Darmsymptome Teil ihrer Krankheit waren und dass sie davon profitieren würden, wenn sie Gluten und Kasein wegließen. Das war jedoch aus zwei Gründen nicht möglich. In erster Linie hätten das meine Vorgesetzten, Kollegen und die Mitarbeiter nicht akzeptiert, da die konventionelle Medizin Zusammenhänge zwischen einer Psychose, der Ernährung und der Darmfunktion nicht anerkennt. Und zweitens hätte eine Umstellung der Ernährung das Forschungsprojekt infrage gestellt, dessen Zweck es war, die Auswirkungen des RMT auf diese Patientengruppe zu evaluieren. Obwohl schon viele Ärzte den Zusammenhang zwischen dem Gehirn und dem Darm beobachtet hatten und trotz bereits veröffentlichter einschlägiger Studien sah ich keine Möglichkeit, bei diesen Patienten eine Ernährungsumstellung zu veranlassen.

Forschungsarbeiten über die Beziehung zwischen Darm und Gehirn

Ein Zusammenhang zwischen psychiatrischen Symptomen und dem Darm wird von Medizinern seit mindestens 200 Jahren beobachtet, doch erst in den letzten 50 Jahren gab es dazu ein paar ernsthafte wissenschaftliche Studien; aufgrund dessen wurde dieser Zusammenhang von der etablierten Medizin bisher nicht wirklich ernst genommen.

Einer der Pioniere, die diesen Zusammenhang untersuchten, war der amerikanische Psychiater F. C. Dohan. Anfang der 1960er-Jahre begann er, sich über Informationen vonseiten seiner Kollegen Gedanken zu machen, dass Zöliakie bei Schizophreniepatienten viel häufiger vorzukommen schien, als statistisch zu erwarten gewesen wäre. Das inspirierte ihn zu ausgedehnten Forschungen darüber, inwieweit die Ernährung als Ursache der Schizophrenie von Bedeutung ist. In einer Studie konnten er und seine Mitarbeiter 1973 nachweisen, dass der Krankenhausaufenthalt von Patienten, die wegen eines akuten Schizophrenieschubs eingeliefert und dann gluten- und kaseinfrei ernährt wurden, im Vergleich zu einer Kontrollgruppe, die eine „normale" Ernährung erhielt, nur halb so lange dauerte.

Aus weiteren Studien ging hervor, dass akut erkrankte Patienten sich nach dem Weglassen von Gluten viel besser erholten als chronisch Kranke, bei denen es seltener zu einer Besserung kam.[1] Anhand einer Studie aus Neuguinea, wo eine große Bevölkerungsgruppe lebte, die gar kein Getreide zu sich nahm, konnten Dohan und seine Mitarbeiter den Nachweis erbringen, dass Schizophrenie dort äußerst selten war und nur bei *einem* von 32 500 Einwohnern diagnostiziert wurde. Als die dortige Bevölkerung begann, Weizen anzubauen und Gerstenbier zu trinken, erhöhte sich die Häufigkeit von Schizophrenie um das 65-Fache.[2]

Verstopfung und andere Darmsymptome bei Autismus

Mehrere Studien haben gezeigt, dass Darmsymptome bei Autismus häufig vorkommen. Zwischen 70 und 80 Prozent der autistischen Kinder leiden oder litten unter Verdauungsproblemen wie Verstopfung, weichem Stuhlgang oder Durchfall, Bauchschmerzen, Blähbauch oder Gasbildung. Sie haben möglicherweise Probleme, anderen gegenüber auszudrücken, dass sie Bauchschmerzen haben, und zeigen stattdessen vielleicht uncharakteristische Symptome wie Reizbarkeit, Aggressivität oder Schlafstörungen.

Viele Studien haben bestätigt, was der britische Gastroenterologe Andrew Wakefield in seinen Studien nachwies, nämlich einen Entzündungsprozess in der Darmwand und geschwollene Lymphknoten. Auch Magenschleimhautentzündungen wurden bei autistischen Kindern gefunden. Eine Studie ergab, dass ihre Fähigkeit zur Bildung von Verdauungsenzymen gestört ist. Bei allen diesen Kindern kam es zu weichen Stühlen oder Problemen mit Blähungen.

Zu den häufigsten Symptomen bei Autismus gehört die *Verstopfung*. Es kann zu nur sporadischen Darmentleerungen kommen, manchmal höchstens einmal pro Woche oder alle zwei Wochen. Der Stuhl ist jedoch oft weich und nicht richtig geformt, was darauf hinweist, dass es Probleme mit der Flüssigkeitsresorption aus dem Darm gibt. Geschwollene Lymphknoten können Ursache für die langsame Darmpassage sein.

Eine weitere häufig beobachtete Ursache von Verstopfung ist *Kasein-Unverträglichkeit.* (Kasein ist ein Protein in Milch und Milchprodukten.) Ich habe viele Kinder und Jugendliche mit Autismus oder Asperger-Syndrom zu Gesicht bekommen, die eine mehr oder weniger schwere Verstopfung hatten. In manchen Fällen erweiterten sich der Dickdarm oder das Rektum, da sich die Fäzes dort stauten, oder es kam sogar zu einem Rektumprolaps. Stuhlinkontinenz war nicht selten. In den meisten Fällen wurde die Verstopfung durch kaseinfreie Ernährung beseitigt oder gebessert.

Meine Erfahrungen wurden in einer Studie mit 103 autistischen Kindern bestätigt. Röntgenaufnahmen zeigten, dass 36 Prozent von ihnen an schwerer Verstopfung litten. Bei mehr als der Hälfte war es durch eine chronische Koprostase (Kotstauung) zu einer Erweiterung des Rektums gekommen; viele hatten allerdings jede Woche einen ziemlich normalen Stuhlgang. Verschmutzungen durch Stuhlinkontinenz waren nicht selten.[3]

Manchmal kann auch eine *Gluten-Unverträglichkeit* zu Verstopfung führen. Einer meiner autistischen Patienten wurde schon seit seiner frühen

Kindheit gluten- und kaseinfrei ernährt und hatte dadurch keine Verdauungsprobleme. Doch immer dann, wenn er versehentlich etwas Gluten- oder Kaseinhaltiges zu sich nahm, verschlechterten sich seine Autismus-Symptome und er bekam Verstopfung. Seine Mutter bat den Kinderarzt deshalb um ein entsprechendes Attest, damit sein Nahrungsmittelbedarf bezuschusst werden konnte. Vor der Ausstellung eines Attests verlangte der Arzt aber einen sogenannten Provokationstest, bei dem der Junge glutenhaltige Nahrungsmittel zu sich nehmen musste. Es kam dadurch zu einem gravierenden Rückfall und einer totalen Verstopfung. Seine Mutter musste ihn zweimal ins Krankenhaus bringen, um den Darm entleeren zu lassen.

Das Leaky-Gut-Syndrom

Die Zellen der Darmschleimhaut haben sogenannte Haftkontakte [fachsprachlich: *Tight Junctions*; das sind die Stellen, wo die Zellen aneinanderhaften und normalerweise nur bestimmte Substanzen durchlassen. Anm. d. Verlags]; sie kontrollieren, was die Darmwand durchlässt (in beiden Richtungen). Werden diese Verbindungen geschädigt, kommt es zum sogenannten *Leaky Gut* [zum „durchlässigen Darm", zur Durchlässigkeit der Darmwand], das heißt, Toxine, unverdaute Nahrungspartikel und Bakterien können ungehindert ins Blut gelangen und das Immunsystem aktivieren sowie das Gehirn schädigen. Eine gesunde Darmflora ist Voraussetzung für die Unversehrtheit der Darmschleimhaut; die Überwucherung mit schädlichen Darmbakterien führt jedoch zu einem *Leaky Gut.*

Andere Ursachen sind Parasiten oder Virusinfektionen, zum Beispiel Masern, Röteln, Herpes oder das Cytomegalievirus (CMV). Auch Quecksilber macht die Darmschleimhaut durchlässig und es führt außerdem zu einer intestinalen Dysbiose (das heißt zu schädlicher Darmflora). Impfungen, insbesondere die MMR-Impfung, können ebenfalls zu Entzündungsreaktionen der Darmwand und zu einem *Leaky Gut* führen. Außerdem wird die Darmschleimhaut durch Gliadin, einen Bestandteil von Gluten, geschädigt, das nachweislich Zonulin bildet; diese Substanz zerstört die *Tight Junctions* und verursacht dadurch die Durchlässigkeit des Darms.

Das Leaky-Gut-Syndrom ist eine recht häufige Störung, von der viele Menschen betroffen sind; es ist aber selbst nicht ursächlich für Autismus. Der Grund dafür, dass es sich bei Autismus so schädlich auswirkt, liegt darin, dass autistische Kinder ein geschwächtes Immunsystem haben, das all die aus dem Darm ins Blut durchsickernden Substanzen nicht bewältigen kann. Also kommt es zu Allergien, Infektionen, chronischen Entzündungen und Autoimmunreaktionen im Darm und im Gehirn, die den Zustand der Kinder verschlechtern.

Gluten, Kasein (also die Proteine von Getreiden, Milch und Milchprodukten) sowie die Proteine von Soja sind bei Autismus besonders schädlich. Der entzündete Darm ist nicht in der Lage, diese Proteine zu Aminosäuren abzubauen. Stattdessen kommt es zur Bildung von Aminosäureketten, sogenannten Peptiden, die die Autismus-Symptome noch verschlimmern. Sie können zu Immunreaktionen und Entzündungen führen, insbesondere im Gehirn. Ihre Wirkung ist der von Morphin ähnlich, daher werden sie als „Exorphine“ bezeichnet.

Selbst autistische Kinder ohne Darmsymptomatik können ein *Leaky Gut* haben. Eine entsprechende Studie ergab, dass 43 Prozent dieser Kinder davon betroffen waren, in der Kontrollgruppe (also bei nichtautistischen Kindern) gab es keine solchen Fälle (0 Prozent).[4]

KAPITEL 3

Autismus und Schwächungen des Immunsystems

Es gibt viele Forschungsstudien, die sich mit dem geschwächten Immunsystem bei Autismus beschäftigen und damit, welche Rolle eine solche Schwäche bei dieser Krankheit spielt. Paul Ashwood, Immunologe am *Mind Institute* in Kalifornien, befasste sich in einer 2006 veröffentlichten kritischen Betrachtung mit der Immunreaktion bei Autismus. Er bezog sich auf fast 200 wissenschaftliche Studien und konnte zeigen, welche Bedeutung eine geschwächte oder nicht normal funktionierende Immunabwehr bei der Entstehung von Autismus hat.

> Autistische Kinder haben häufiger Allergien, Infektionen, chronische Entzündungen und Autoimmunreaktionen. Gehirn und Darm sind meist daran beteiligt.[1] Gerade weil ihre Immunabwehr geschwächt ist, sind diese Kinder anfälliger für Infektionskrankheiten. In einer Reihe von wissenschaftlichen Studien wurde nachgewiesen, dass Autismus zum Beispiel durch Herpes, das Cytomegalievirus, durch Röteln und Masern verursacht werden kann und es häufig zu einer Chronifizierung dieser Infektionen kommt. Man nimmt an, dass das jeweilige Virus eine Immunreaktion und eine Entzündung der Nervenzellen bewirkt und damit das Gehirn schädigt.[2]

Gerade das Masernvirus kommt bei Autismus häufig vor; es wurde bei einem erheblichen Anteil autistischer Kinder aus vergrößerten Lymphknoten im Darm isoliert. Dieses Virus ist besonders gefährlich, denn es ist in der Lage, die Immunabwehr in ähnlicher Weise zu unterdrücken wie das AIDS-Virus bei HIV. Doch man hat nicht nur den „natürlichen“ Krankheitserreger isoliert; in mehreren Studien wurde nachgewiesen, dass die Masernviren, die bei Kindern mit Autismus und Darmentzündungen aus den vergrößerten Lymphknoten isoliert wurden, mit den im Impfstoff gegen Masern, Mumps und Röteln vorhandenen identisch waren. Eine amerikanische Forschergruppe stellte fest, dass die „natürlichen“ Viren und die „Impfviren“ die gleiche RNS-Sequenz aufwiesen.[3] [RNS = Ribonukleinsäure, bei der Bildung von Proteinen von zentraler Bedeutung; Anm. d. Übers.]

Bei vielen autistischen Kindern reichert sich Quecksilber an, denn sie können Schwermetalle selbst nur mangelhaft ausscheiden. Das Metall ist dafür bekannt, dass es das Immunsystem schädigt und ein *Leaky Gut* verursacht; das bedeutet zusätzlichen Stress für das Immunsystem.

Zusammenhänge zwischen Autismus und dem MMR-Impfstoff?

Wie bereits erwähnt, konnte durch viele Studien bestätigt werden, dass Autismus durch Virusinfektionen verursacht werden kann. Es gibt auch klinische Beobachtungen, die belegen, dass es aufgrund von Virusinfektionen zu Gluten-Sensitivität und schweren abdominalen und neurologischen Symptomen sowie Verhaltensauffälligkeiten kommen kann. In Großbritannien machen mehr als 2000 Familien geltend, dass sich ihre Kinder in den ersten ein oder zwei Jahren gesund entwickelt hätten, bis sie nach der Impfung gegen MMR im Alter von 12 bis 18 Monaten autistisch geworden seien. In vielen Fällen trat nach der Impfung Fieber auf, sie regredierten plötzlich, hörten auf, zu sprechen und zu spielen wie vorher, und entwickelten typische autistische Symptome. Das britische Gesundheitsministerium und die *British Medical Association* erklären, der Impfstoff sei ungefährlich, und zitieren dazu zahlreiche statistische Studien. Seit ich diese Klage jedoch von so vielen Eltern hörte, bin ich davon überzeugt, dass dies ein Beispiel dafür ist, wie Statistiken dazu missbraucht werden können, die Wahrheit zu verschleiern, anstatt sie ans Licht zu bringen.

Schon bald, nachdem die MMR-Impfung 1978 in den USA eingeführt worden war, zeigten Statistiken aus Kalifornien eine ständige Zunahme von Autismusfällen. Drei Jahre später hatte sich die Anzahl der als autistisch diagnostizierten Kinder verdreifacht.

Eine Studie von A. Wakefield

Der britische Gastroenterologe Dr. Andrew Wakefield und seine Mitarbeiter veröffentlichten 1998 einen Artikel in der amerikanischen medizinischen Zeitschrift *Lancet*, in dem sie auf einen Zusammenhang zwischen dem MMR-Impfstoff und gravierenden Darmsymptomen bei autistischen Kindern hinwiesen. Wakefield und seine Kollegen hatten zwölf Kinder untersucht, die an Bauchschmerzen, Verstopfung oder Durchfall, Blähungen und Nahrungsmittel-Unverträglichkeiten litten. Neun von ihnen waren als autistisch diagnostiziert und die anderen zeigten verschiedene neurologische Symptome.

Alle zwölf regredierten nach einer normalen Entwicklung im ersten Lebensjahr. Die Eltern von acht dieser Kinder konnten von einem zeitlichen Zusammenhang zwischen der Regression und der MMR-Impfung berichten, nach der sich innerhalb weniger Wochen Fieber, delirante Zustände und in drei Fällen epileptische Anfälle einstellten. Bei elf der Kinder konnten die Forscher geschwollene Lymphknoten im unteren Dünndarmabschnitt und eine gestörte Assimilation (Nutzbarmachung) der Nahrung nachweisen. Diese Lymphknoten sind ein sehr wichtiger Teil unseres Immunsystems. Sie filtern die Lymphe aus der Darmwand und entfernen Bakterien, Viren und Pilze. Verfangen sich diese in den Lymphknoten, verursachen sie dort eine Infektion, eine Entzündung oder eine Vergrößerung der Knoten.

Wakefield beschrieb auch eine Dickdarmentzündung, Erosionen in den Schleimhäuten, Geschwüre und Abszesse. Manchmal war die Darmwand so entzündet und die Lymphknoten waren so stark vergrößert, dass es zu einer Verlegung des Darms und zu einer akuten Verstopfung kam. Die Symptome und Befunde dieser Kinder waren atypisch und hatten keine Ähnlichkeit mit denjenigen, die normalerweise bei Kindern mit einer entzündlichen Darmerkrankung in der Klinik zu sehen sind. Wakefield bezeichnete diese Krankheit als „autistische Enterokolitis".

Nach Ansicht der Autoren erscheint der kausale Zusammenhang zwischen der MMR-Impfung und der Regression der Kinder *plausibel*; ihre Meinung stützten sie auf die hinlänglich bekannte Verbindung zwischen Virusinfektionen und Autismus und darauf, dass auch andere Forscher über einen zeitlichen Zusammenhang zwischen der MMR-Impfung und einer autistischen Regression berichtet hatten. Sie stellten jedoch eindeutig fest, dass es ihnen nicht gelungen sei, den *Beweis* dafür zu erbringen, dass die MMR-Impfung und Autismus zusammenhängen, und fügten hinzu: „Virologische Studien, mit deren Hilfe dieses Problem gelöst werden könnte, sind im

Gange … Weitere Recherchen zur Untersuchung des Syndroms und seiner möglichen Verbindung zu diesem Impfstoff sind erforderlich."[4]

Reaktionen auf Wakefields Forschungsergebnisse

Der Artikel von Andrew Wakefield und seinem Team schlug hohe Wellen und führte dazu, dass viele Impfbefürworter ihrerseits Artikel veröffentlichten und die Schlussfolgerung über einen möglichen Zusammenhang zwischen der MMR-Impfung und Autismus anfochten. Einer dieser Artikel wurde verfasst von B. Taylor und Kollegen (1999), Mitgliedern der Impfkommission im britischen Gesundheitsministerium. Die Autoren erklärten, sie hegten die Hoffnung, dass ihre Ergebnisse die Sorgen von Eltern und allen anderen Menschen über die Möglichkeit, dass die MMR-Impfung möglicherweise Autismus verursache, zerstreuen könnten und dass sie sich bemühen würden, das Vertrauen in den MMR-Impfstoff wiederherzustellen.[5]

Die Autoren dieses Artikels konnten nach eigener Aussage keinerlei Anstieg von Autismus nach Einführung des MMR-Impfstoffs feststellen. Die Methodik ihrer Arbeit wurde jedoch von vielen Wissenschaftlern kritisiert und ihre Schlussfolgerung wurde von Stott und anderen (2004) infrage gestellt. Sie korrigierten die fehlerhaften statistischen Methoden und konnten nachweisen, dass es nach Einführung der MMR-Impfung sehr wohl einen dramatischen Anstieg von Autismusfällen gab.[6]

Bestätigung des Zusammenhangs zwischen MMR-Impfstoff und Autismus

Nach der Veröffentlichung des ersten Artikels von Wakefield begannen viele Wissenschaftler, nach Nachweisen für Masernviren bei Autismus zu suchen, und eine ganze Reihe von Studien konnten ihn erbringen. Wakefield und sein Team führten eine Studie mit 91 autistischen Patienten durch, deren Lymphknoten im unteren Ende des Dünndarms vergrößert waren. Bei 75 von ihnen konnten sie Masernviren isolieren, aber nur bei fünf der 70 Kontrollprobanden. Es scheint, dass das Masernvirus Lymphozyten (Immunzellen) „rekrutiert" (heranzieht), deren Aufgabe es eigentlich ist, es unschädlich zu machen. Aufgrund der immunsuppressiven Eigenschaften dieses Virus vermehren sich die Lymphozyten jedoch und verursachen damit eine Vergrößerung der Lymphknoten (wie sie auch durch andere Erreger ausgelöst werden kann, siehe oben).

Viele veröffentlichte Studien haben bestätigt, dass sich Masernviren bei autistischen Kindern im Darmgewebe, im Blut und in der Rückenmarksflüssigkeit befinden und dass ihre RNS-Sequenz mit der der Impfviren im MMR-Impfstoff identisch ist.[7]

Natürlich könnten die Impfbefürworter immer argumentieren, dass diese Studien keinen *kausalen* Zusammenhang zwischen der MMR-Impfung und Autismus erkennen ließen und dass sich der Impfvirenstamm nur zufällig in den aus irgendwelchen anderen Gründen vergrößerten Darmlymphknoten befinde. Um einen Kausalzusammenhang zu belegen, müsste eine Provokations- und Reproduktionsstudie durchgeführt werden, das bedeutet: Wenn die MMR-Impfung Autismus verursachte (Provokation), müsste eine *wiederholte* MMR-Impfung den Zustand noch verschlechtern, falls eine Kausalbeziehung besteht. Eine solche Reproduktionsstudie wurde tatsächlich bereits 2001 vom amerikanischen *Institute of Medicine* (IOM) vorgeschlagen; es schrieb, die Dokumentation der Ergebnisse einer solchen Studie wäre ein überzeugender Nachweis eines Zusammenhangs.[8]

Wakefield und seine Kollegen führten eine solche Studie durch und verglichen dafür zwei Gruppen von Kindern mit autistischer Regression und gastrointestinalen Symptomen. Eine der Gruppen hatte die MMR-Impfung einmal, die andere Gruppe hatte sie zweimal erhalten. Sie stellten fest, dass sich bei 69 Prozent der Kinder in der „Reproduktionsgruppe" die Symptome verschlechterten und die Vergrößerung ihrer Lymphknoten sowie die akuten Entzündungsreaktionen gravierender ausfielen als bei der Kontrollgruppe.[9]

Damit konnten sie den vom IOM vorgeschlagenen „überzeugenden Nachweis" einer Kausalbeziehung zwischen der MMR-Impfung und Autismus erbringen. Man sollte nun meinen, dass damit der Meinungsstreit beendet gewesen sein sollte, doch weit gefehlt: Es schien, als würden die Impfbefürworter (die staatlichen Gesundheitsbehörden und die Pharmaindustrie) durch die Ergebnisse dieser und anderer Studien in ihrem Entschluss noch bestärkt, eine weitere Debatte über Impfstoffe um jeden Preis abzublocken. Dies ist die naheliegende Erklärung für die Eskalation der Kampagne gegen Wakefield, die 2004 begann und 2010 mit dem Verlust seiner Approbation endete. [Interessierte Leser können nähere Details über diese Auseinandersetzung im Anhang dieses Buches nachlesen, wo die Ereignisse ausführlich dargestellt werden. Anm. d. Verlags]

Nahrungsmittelallergien bei Autismus

Andere verbreitete Anzeichen für eine Schwächung des Immunsystems bei Autismus sind Allergien, insbesondere Nahrungsmittelallergien, sowie Asthma. In einer Forschungsstudie wurden bei autistischen Kindern im Vergleich zu nichtautistischen wesentlich mehr Antikörper gegen Kasein und andere Milchproteine nachgewiesen. Und eine andere Studie ergab, dass solche Kinder bei einem Provokationstest mit Gluten, Kasein und Soja deutlich größere Mengen an entzündungsfördernden Zytokinen bildeten. In den meisten Fällen reagierte ihr Immunsystem genauso oder stärker als das von nichtautistischen Kindern mit bekannten Nahrungsmittelallergien und den charakteristischen Symptomen. Nach Weglassen der entsprechenden Nahrungsmittel kam es zu einer deutlichen Besserung.[10]

In vielen Studien wurde auch festgestellt, dass Autisten sogenannte Autoantikörper im Gehirn haben. D. L. Vargas und Kollegen veröffentlichten 2005 eine Studie, die beträchtliche Immunreaktionen in bestimmten Teilen des Gehirns, vor allem im Kleinhirn, nachwies. Ähnliche Reaktionen werden auch bei Parkinson, Alzheimer und manchmal bei HIV beobachtet. Die Befunde deuteten darauf hin, dass sich die Hauptursache der Immunreaktion nicht im Gehirn befand, sondern von Zytokinen ausging, die an anderer Stelle gebildet wurden und die Immunabwehr des Gehirns aktivierten. Die Autoren folgerten, dass es sich bei Autismus um eine Krankheit mit einem kontinuierlichen Entzündungsprozess handele, der entweder genetisch determiniert sei oder durch äußere Faktoren verursacht werde.[11]

Zu solchen äußeren Faktoren gehören Gluten, Kasein und Soja sowie Schwermetalle, die zu Autoimmunsymptomen, Immunreaktionen im Gehirn und zur Antikörperbildung gegen Hirngewebe führen können.[12]

Infektionen mit beta-hämolysierenden Streptokokken können bei Kindern mit autistischen Symptomen zu einer charakteristischen Autoimmunstörung führen, der sogenannten PANDAS-Infektion (*Pediatric Autoimmune Neuropsychiatric Disorder Associated with Streptococcus infection*; zu Deutsch etwa: Autoimmune, neuropsychiatrische, mit einer Streptokokkeninfektion einhergehende Störung bei Kindern). Sie zeigt sich durch plötzliches Auftreten oder die Verschlechterung von Zwangssymptomen, Aufmerksamkeitsproblemen und Tics. Eine solche Verschlechterung ist bei Kindern mit Störungen aus dem autistischen Formenkreis nicht selten. Die Symptome können aufgrund einer anormalen Immunreaktion bestehen bleiben, selbst wenn die bakterielle Infektion ausgeheilt ist.

Kapitel 4

Zusammenhänge zwischen Peptiden, Kasein-Unverträglichkeit und Autismus

Anfang der 1990er-Jahre, etwa um die Zeit, als ich die Patienten behandelte, die an chronischer Schizophrenie litten, arbeitete ich auch als Psychiater an einer Förderschule für junge Menschen mit kognitiven Beeinträchtigungen zwischen 15 und 22 Jahren. Wie bereits erwähnt, hatten viele von ihnen Störungen aus dem autistischen Formenkreis. Ich stellte fest, dass sie häufig an Darmsymptomen, insbesondere Verstopfung, litten und dass viele von ihnen psychotische Episoden bekamen. Manche hatten Epilepsie.

Aus den Forschungsarbeiten von Dohan wusste ich, dass es einen Zusammenhang zwischen Milch, Milchprodukten, Gluten und einer Psychose gab, verstand aber den Wirkmechanismus von Gluten und Kasein nicht. Ich *wollte* ihn aber gerne verstehen, um eine entsprechende Ernährung für diese Schüler einzuführen. Einer meiner Kollegen erzählte mir von den Forschungsarbeiten des norwegischen Wissenschaftlers Dr. Karl Reichelt zu diesem Thema und wir fuhren zusammen zu einem Gespräch mit ihm nach Oslo.

Seit den 1980er-Jahren hatte Reichelt mehrere wissenschaftliche Artikel über den Zusammenhang zwischen Autismus, Schizophrenie und den im Darm gebildeten Peptiden veröffentlicht. Damals hatte man durch Forschungsstudien bereits herausgefunden, dass diese Peptide eine morphinähnliche Wirkung haben. Schon 1979 wurde in einer Studie mit Tieren nachgewiesen, dass Glutenpeptide die Blut-Hirn-Schranke passieren und sich an die Morphinrezeptoren im Gehirn binden können.[1] Diese Peptide nennt man auch *Exorphine*, um sie von den *Endorphinen* zu unterscheiden, die zum Beispiel beim Laufen gebildet werden. Je nach „Abstammung“ wurden sie als Gluteomorphine (vom Gluten) und Kaseomorphine (vom Kasein) bezeichnet.

Es gibt ein Gegenmittel gegen Morphin, ein Arzneimittel mit dem Namen *Naloxon* [Freiname, in Deutschland auch unter dem Namen *Narcanti*, in Österreich unter *Nexodal* und in der Schweiz unter den Namen *Narcan* bzw. *Naloxon OrPha* im Handel; Anm. d. Übers.], das die Wirkung von Morphin und Heroin blockiert. Bei Labortieren hat sich gezeigt, dass Naloxon die Bindung von Weizenexorphinen an die Morphinrezeptoren der Gehirnzellen blockiert. In einer von der WHO finanzierten Studie aus dem Jahre 1982 wurde nachgewiesen, dass die lebhaften akustischen Halluzinationen von 32 schizophrenen Patienten durch Naloxon zurückgingen.[2]

Reichelt und seine Kollegen konnten die Kasein- und Glutenpeptide im Urin bestimmen und stellten fest, dass die Ausscheidungsmengen bei Krankheiten wie Schizophrenie, Autismus, ADHS, Epilepsie, Depressionen und Asthma größer waren. Im Urin autistischer Kinder fanden sich ebenfalls verschiedene Peptidmuster.[3] Eines davon war typisch für Kinder, die kein Kasein, das andere für solche, die kein Gluten vertrugen. Reichelt und anderen Forschern gelang es auch, nachzuweisen, dass die Peptidausscheidung durch gluten- und kaseinfreie Ernährung geringer wurde und die Symptome sich besserten.

Die Wirkung von Exorphinen bei Autismus

Wenn die Exorphine von Gluten und Kasein ins Gehirn gelangen, wirken sie auf die Morphinrezeptoren im limbischen System ein und stören Funktionen wie das Spielen und das Sozialverhalten. Sie können auch die Schmerzempfindlichkeit verringern, zu Selbstverletzungen sowie zu Zwangsverhalten und zum ständigen Wiederholen bestimmter Verhaltensweisen führen. Sie haben ein hohes Suchtpotenzial und es ist daher nicht ungewöhnlich, dass autistische Kinder mit ADHS und ADH ihre Nahrungsaufnahme fast ganz auf ihre „Favoriten“ Weißbrot, Nudeln und Milch oder Käse beschränken und sich weigern, etwas anderes zu essen.

> Die morphinähnliche Wirkung der Peptide von Gluten und Kasein ist eine Erklärung für viele autistische Symptome, zum Beispiel solche des Darms (Verstopfung), für fehlendes Interesse an den Menschen in der Umgebung der Betroffenen, eine geringere Schmerzempfindlichkeit und selbstverletzendes Verhalten. Bei Autisten können die Peptide

des Glutens sowie der Milch und der Milchprodukte auch auf das Immunsystem einwirken und die Freisetzung von Zytokinen auslösen; das sind Substanzen, die zu Entzündungs- und Immunreaktionen führen. Diese Prozesse laufen häufig im Kleinhirn und im Darm ab. Möglicherweise sind sie für die so häufigen Schäden im Kleinhirn verantwortlich und verschlechtern die Verdauung zusätzlich.

Peptidakkumulation aufgrund von Peptidasemangel

Peptide werden auch im Gehirn gebildet, als sogenannte Transmittersubstanzen, die von den Nervenzellen zur Kommunikation untereinander genutzt werden. Sie steuern viele Gehirnfunktionen, zum Beispiel das Belohnungszentrum, Essen, Schlafen, Lernen und Gedächtnis. Die meisten dieser Peptide werden im Hypothalamus gebildet.

Das Enzym Peptidase ist für die Aufspaltung der Neuropeptide erforderlich. Ein Mangel daran kann zu einer Peptidakkumulation im Gehirn führen und die beschriebenen Symptome verursachen. Die Peptide aus dem Darm, die das Gehirn ebenfalls überfluten, verursachen Peptidasemangel und ähnliche psychiatrische Symptome. Eine Kombination aus Peptidasemangel im Gehirn und Peptiden aus dem Darm kann zur Aktivierung anderer Transmittersubstanzen, insbesondere von Glutamat, führen. Das mag die Verschlechterung der Symptome erklären, zu denen es bei autistischen Kindern häufig kommt, wenn sie Milch, Milchprodukte und glutenhaltige Nahrungsmittel zu sich nehmen. Viele Eltern können ein Lied davon singen, dass ihre normalerweise gluten- und kaseinfrei ernährten Kinder nach Genuss solcher Nahrungsmittel mit Angstzuständen, Hyperaktivität, Wutausbrüchen, epileptischen Anfällen und vergrößerten Pupillen reagieren.

Die positiven Auswirkungen einer gluten- und kaseinfreien Ernährung

In vielen Studien wurden die positiven Effekte einer gluten- und kaseinfreien Ernährung bei Autismus nachgewiesen. [Dieser kleine Exkurs ist ein Vorgriff auf Kapitel 13, wo die Möglichkeiten und Wirkungen der Ernährungsumstellung genauer dargestellt werden.] Reichelt und andere Forscher haben mehrere solcher Studien veröffentlicht, die beachtliche Verbesserungen des klinischen Bildes erbrachten. Sie konnten auch eine verminderte Peptidausscheidung im Urin derjenigen autistischen Kinder nachweisen, die gluten- und kaseinfrei ernährt wurden.

Diese in den 1980er- und 1990er-Jahren durchgeführten Studien wurden von der etablierten Psychiatrie mehr oder weniger ignoriert. Ich selbst habe nicht nur Patienten mit Psychosen und Autismus, sondern auch solchen mit Depressionen, Zwangssymptomen und ADHS in aller Regel empfohlen, sich gluten-, kasein- und sojafrei zu ernähren, und in den meisten Fällen bemerkenswerte Verbesserungen festgestellt. Auch viele Eltern autistischer Kinder haben es mit einer gluten- und kaseinfreien Ernährung versucht und die positiven Auswirkungen auf das Verhalten bestätigt.

Über Ernährungsmaßnahmen bei Autismus wurden zwei kontrollierte, stichprobenbasierte klinische Studien veröffentlicht. In einer norwegischen Studie von 2002 wurden mit 20 autistischen Kindern Entwicklungs- und Verhaltenstests gemacht. Die Hälfte der Kinder wurde dann ein Jahr lang auf eine gluten- und kaseinfreie Ernährung gesetzt, danach wurden die Tests wiederholt. Sie zeigten eine beträchtliche Besserung, während es bei der Kontrollgruppe ohne Ernährungsumstellung keine Veränderung gab.[4]

In der sogenannten ScanBrit-Studie wurden 72 dänische autistische Kinder von vier bis zehn Jahren getestet und dann nach dem Zufallsprinzip einer gluten- und kaseinfreien Gruppe oder einer Kontrollgruppe ohne Ernährungsumstellung zugeordnet. Nach sechs und zwölf Monaten wurden die Tests wiederholt und bei den Kindern, die sich gluten- und kaseinfrei ernährten, zeigten sich im Vergleich zur anderen Gruppe Verbesserungen des klinischen Bildes. Ihre Aufmerksamkeit war besser, sie waren weniger aggressiv, weniger hyperaktiv und auch kommunikativer. Viele der Kinder wurden ihre Allergien los und bei etlichen von ihnen nahmen die epileptischen Anfälle ab. Die Studie kam zu dem Schluss, dass eine gluten- und kaseinfreie Ernährung bei zwei Dritteln der Kinder hilft.[5]

Symptome von Kasein-Unverträglichkeit

Bei der Peptidbestimmung im Urin autistischer Kinder konnte Reichelt, wie bereits erwähnt, verschiedene Peptidmuster beschreiben.[6] Eines dieser Ausscheidungsmuster ist typisch für Kinder, die von Geburt an autistische Symptome haben. Sie vertragen Kuhmilchkasein (Milchprotein) überhaupt nicht und meist auch nicht das Kasein von Schaf- und Ziegenmilch. Viele dieser Kinder sind sogenannte „High-Functioning-Autisten". [Dabei handelt es sich nicht um eine offizielle Diagnose; der Begriff wird verwendet, wenn die typischen Symptome vorhanden sind, die Betroffenen jedoch eine durchschnittliche Intelligenz, also einen Intelligenzquotienten von mindestens 70, aufweisen und wenn deren zunächst auftretende sprachliche Defizite abnehmen; vgl. Autismuszentrum Bruchsal, az-bruchsal.de; Anm. d. Übers.] Kasein-Unverträglichkeit kommt jedoch auch sehr häufig bei Hyperaktivität, ADHS, ADS, Zwangssymptomen sowie bei Angst- und Panikstörungen vor.

Kinder mit einer Kasein-Unverträglichkeit erkennt man schon anhand ihrer Anamnese. Typischerweise haben oder hatten sie in etwa die folgenden Symptome:

- Trimenonskoliken, die sogenannten „Drei-Monats-Koliken"
- Fütterungsstörungen im Säuglingsalter
- Schlafstörungen im Säuglingsalter
- wiederholte Infektionen, insbesondere Mittelohrentzündungen in der frühen Kindheit
- als Baby auffallend langsam und inaktiv
- Allergien, insbesondere auf Milch und Milchprodukte
- Asthma
- Verdauungsprobleme, Verstopfung, Blähungen/Blähbauch, manchmal weiche Stühle, Bauchschmerzen
- Wutanfälle
- Sucht nach Kasein (Milch, Milchprodukte)
- Sie waren sogenannte Schreibabys.

Selbst Babys, die ausschließlich gestillt werden, können schwere Drei-Monats-Koliken sowie Schlaf- und Fütterungsstörungen haben. Diese Symptome bessern sich oder verschwinden ganz, wenn die Mutter auf Milch und Milchprodukte verzichtet; das weist darauf hin, dass das Kasein der Kuhmilch auf die Muttermilch übergeht. Bekommt das Baby nach dem Stillen die übliche Säuglingsfolgemilch, verschlimmern sich die Verdauungsstörungen und es kommt oft zu wiederholten Mittelohrentzündungen und Allergien.

Kapitel 5

Zusammenhänge zwischen glutenbedingten Störungen und Autismus

Gluten ist der hauptsächliche Proteinkomplex des Weizens; entsprechende toxische Proteine finden sich in anderen Getreiden wie Dinkel, Roggen und Gerste. Die toxischen Proteine des Glutens sind überwiegend Gliadine und Glutenine.

Das Bewusstsein für die Bedeutung glutenbedingter Störungen nimmt zu

Es ist gerade mal zehn Jahre her, dass Krankheiten, die durch Gluten verursacht wurden oder damit zusammenhingen, außerhalb Europas als extrem selten galten und daher von den Gesundheitsexperten nahezu vollständig ignoriert wurden. Doch im Laufe der letzten zehn Jahre haben sich die wissenschaftlichen Erkenntnisse darüber, welche Rolle Gluten bei einem breiten Spektrum gesundheitlicher Störungen spielt, extrem erweitert, auch wenn sich die meisten Fachärzte und Allgemeinmediziner diese neuen Erkenntnisse noch nicht zu eigen gemacht haben.

Führende Wissenschaftler, die umfassend über Gluten geforscht haben, haben sich inzwischen auf eine neue Klassifizierung glutenbedingter Störungen geeinigt. Nun gibt es drei anerkannte Formen von Reaktionen auf Gluten: die allergische (= Weizenallergie), die autoimmune (= Zöliakie, Gluten-Ataxie) und die möglicherweise immunvermittelte (= Gluten-Sensitivität).[1]

Eine Weizenallergie ist eine allergische Nahrungsmittelreaktion, die sich auf die Haut, den Gastrointestinaltrakt oder die Atemwege auswirkt. IgE-Antikörper spielen dabei eine zentrale Rolle. Symptome können Asthma, Rhinitis (Schnupfen), Urtikaria (Nesselsucht), Ekzeme oder ein anaphylaktischer Schock sein. Bei Bäckern kann eine Weizenallergie durch das Einatmen von Weizenmehlstaub zu Asthma führen. Das gilt schon seit den Zeiten der Römer als erwiesen und Bäckerasthma ist in vielen Ländern immer noch eine der am weitesten verbreiteten berufsbedingten Allergien. Weizenallergie kann durch einen Bluttest auf IgE und den PRICK-Test auf der Haut diagnostiziert werden.

Zöliakie

Die Zöliakie oder Sprue wurde im Jahre 100 n. Chr. von einem griechischen Arzt zum ersten Mal beschrieben und als unheilbare Krankheit mit den Symptomen Durchfall, Bauchschmerzen und Gewichtsverlust charakterisiert. Der holländische Kinderarzt Dr. Willem-Karel Dicke konnte 1953 einen Zusammenhang zwischen Zöliakie und dem Verzehr von Brot herstellen.

Er hatte den Rückgang der abdominalen Zöliakiesymptome bei Kindern während der Brotknappheit im Zweiten Weltkrieg beobachtet und die erneute Verschlimmerung festgestellt, als schwedische Frachtflugzeuge mit Hilfsgütern über den Niederlanden Brot abwarfen. Er führte seine Untersuchungen weiter, indem er empfahl, bei betroffenen Kindern Gluten aus dem Speiseplan zu streichen; dadurch kam es zu spektakulären Heilungen.[2]

Inzwischen hat man die Zöliakie als chronische immunvermittelte Entzündung des Dünndarms bei genetisch entsprechend veranlagten Menschen identifiziert. Sie wird durch Gliadin, einen Bestandteil des Weizens, und ähnliche Substanzen in Dinkel, Roggen und Gerste verursacht. Dadurch kommt es zu einer Entzündungsreaktion und zur Rückbildung der Dünndarmzotten (Zerstörung der Schleimhaut). Hafer wird von Zöliakiekranken meist, aber nicht immer, vertragen, und zwar nur dann, wenn er nicht infolge des Mahlvorgangs oder der Verarbeitung zu Flocken Spuren von anderen glutenhaltigen Getreidesorten aufweist.

Zöliakie wird oft auch als Gluten-Intoleranz bezeichnet. „Intoleranz" bedeutet gewöhnlich, dass es keine Beteiligung des Immunsystems gibt, doch in diesem Fall passt der Begriff nicht. Es handelt sich auch nicht um eine übliche, durch IgE-Antikörper vermittelte Weizenallergie auf Gliadin, sondern vielmehr um eine Autoimmunerkrankung. Bei der Zöliakie werden IgA-Antikörper gebildet. Gliadin und entsprechende in Roggen, Gerste und Dinkel vorkommende Proteine lösen in der Darmschleimhaut die Freisetzung von Zonulin aus, einer Substanz, die die Schleimhaut durchlässig macht, sodass unverdautes Gluten und viele andere schädliche Substanzen durch die Darmwand in den Blutstrom gelangen; die Darmschleimhaut kann dann außerdem Nährstoffe nicht mehr normal aufnehmen.

Zöliakie wird normalerweise durch Bluttests und eine Darmbiopsie diagnostiziert. Letztere zeigt bei Zöliakie typische Veränderungen: Die sogenannten Villi – kleine, fingerförmige Ausstülpungen, die die Darmschleimhaut bedecken und zur Nährstoffresorption aus der Nahrung unerlässlich sind – haben sich zurückgebildet. Der IgA-Antikörpertest auf Zöliakie ist nicht sehr zuverlässig. Die Antikörpertests für die Darmwand (Transglutaminase und Autoantikörper gegen endomysiale Antigene) sind in 90 Prozent der Fälle zuverlässigere Zöliakiemarker. Ich habe jedoch etliche Patienten mit chronischen intestinalen (darmbezogenen), emotionalen oder neurologischen Symptomen zu Gesicht bekommen, die über viele Jahre wiederholt Bluttests und mehrere Darmbiopsien haben machen lassen, ohne dass es irgendeinen Nachweis für Zöliakie gab. Demzufolge sagten ihnen die Ärzte, dass sie keine Zöliakie hätten und sich nicht glutenfrei ernähren müssten. Kam es dann nach zehnjähriger oder noch längerer Leidenszeit schließlich zur Diagnose und sie ließen daraufhin Gluten weg (oder taten das bereits vorher aus eigenem Antrieb), besserten sich ihre Symptome ganz erheblich.

Die Häufigkeit des Auftretens von Zöliakie ist schwer einzuschätzen, da die meisten Menschen, die darunter leiden, nicht diagnostiziert und sich ihrer Krankheit gar nicht bewusst sind. Zwar waren Schätzungen zufolge im Jahre 2010 nur etwa 1 Prozent der amerikanischen Bevölkerung an Zöliakie erkrankt war, doch nehmen die Fälle in den USA und in Europa stark zu; das wird auch durch die Forschung bestätigt. Laut einer Studie mit US-Soldaten, die sich dafür Tests auf Transglutaminase und Autoantikörper gegen endomysiale Antigene unterzogen, haben sich die Zöliakie-Erkrankungen in der zweiten Hälfte des letzten Jahrhunderts vervierfacht.[3] Eine ähnliche finnische Studie ergab, dass sich die Zöliakie-Marker bei etwa 7000 über dreißigjährigen finnischen Männern und Frauen im Laufe von 20 Jahren von 1,05 Prozent im Jahr 1980 auf 1,99 Prozent im Jahr 2000 nahezu verdoppelt haben.[4] In Schweden hat sich die Häufigkeit der Zöliakie bei Kindern seit den 1990er-Jahren bis heute verfünffacht – laut einer Studie von 2014 von

0,5 Prozent auf fast 2,5 Prozent. Das weist aktuell auf eine rapide Zunahme der Krankheitsfälle hin.

Inzwischen steht außer Frage, dass Zöliakie in jedem Alter auftreten kann; das bestätigt die Rolle der äußeren Einflüsse bei dieser Krankheit. Man muss davon ausgehen, dass viele Patienten mit typischen Symptomen und negativen Testergebnissen zunächst „nur" an einer Gluten-Sensitivität gelitten haben, die erst diagnostiziert werden konnte, als sie sich zur Zöliakie entwickelt hatte.

Symptome der Zöliakie

Zu den üblichen Symptomen der Zöliakie bei Kindern und Erwachsenen zählen die folgenden:

- Durchfälle (zeitweise),
- Verstopfung,
- helle und voluminöse Stühle,
- faulig riechende Stühle,
- Blähbauch,
- Schwierigkeiten, auch nur ein wenig zuzunehmen,
- Gewichtsabnahme,
- Bauchkrämpfe oder Blähungen,
- Mangel an Nährstoffen wie Calcium, Eisen und Vitaminen, bedingt durch Resorptionsstörungen.

Dies sind die klassischen Zöliakiesymptome, die von den Ärzten leicht erkannt werden. Es wird jedoch zunehmend deutlicher, dass bei fast 50 Prozent der Betroffenen die mit der Verdauung zusammenhängenden Symptome belanglos sein oder ganz fehlen können. Stattdessen zeigt sich bei ihnen möglicherweise eine breite Palette von Symptomen wie Anämie (Blutarmut, bedingt durch Eisen-, Vitamin B_{12}- oder Folsäuremangel), Osteoporose, Arthritis, Dermatitis, Depressionen, neurologische Symptome, chronische Müdigkeit und viele andere. Viele Kinder, bei denen eine Zöliakie festgestellt wurde, haben zum Beispiel nur chronische Bauchschmerzen und sonst keine anderen Bauchsymptome. Andere haben vielleicht nur eine Anämie und einen Vitamin- und Mineralstoffmangel oder überhaupt keine eindeutigen Symptome. Eine Studie ergab, dass Kinder mit einer „klinisch stummen Zöliakie" ohne Darmsymptomatik Verhaltensstörungen mit einer Neigung zu Depressionen, Reizbarkeit und verschlechterten schulischen Leistungen zeigten.[5]

Zusammenhänge mit psychiatrischen Erkrankungen

Je mehr wir über die Zöliakie erfahren, desto besser verstehen wir ihren Zusammenhang mit einer großen Anzahl von körperlichen und psychischen Symptomen und Krankheiten. Schätzungen zufolge leiden mindestens drei Millionen Menschen in den USA an Zöliakie – und nur 10 Prozent davon wissen es. Bei all diesen Menschen besteht das Risiko, an vielerlei Störungen zu erkranken, zum Beispiel an emotionalen und psychiatrischen, an Diabetes, Krebs und vielen anderen. Der gemeinsame Nenner aller dieser Störungen ist eine durch Gluten verursachte Entzündung.

Einige Forscher haben den Zusammenhang zwischen Zöliakie und affektiven Symptomen beziehungsweise – wie man heute sagt – einer bipolaren Störung untersucht, die bei immer mehr Menschen diagnostiziert wird. Wissenschaftliche Studien belegen, dass 30 bis 69 Prozent der erwachsenen Zöliakiepatienten Symptome einer Depression zeigen. Eine finnische Studie ergab, dass der Anteil der an einem bestimmten Stichtag lebenden Personen mit schwerer depressiver Störung bei Zöliakiepatienten 31 Prozent betrug, während er bei einer Kontrollgruppe von nicht an Zöliakie erkrankten Probanden nur 7 Prozent ausmachte. Zudem hatten 28 Prozent der Zöliakiepatienten aggressive Verhaltensstörungen – im Vergleich zu 3 Prozent in der Kontrollgruppe.[6]

Wie bereits erwähnt, wird ein Zusammenhang zwischen dem Darm und psychiatrischen Erkrankungen bereits seit 200 Jahren vermutet. Er wurde in den 1970er-Jahren von dem amerikanischen Psychiater F. C. Dohan bestätigt. Mit wenigen Ausnahmen bestand unter Psychiatern und Wissenschaftlern ein sehr geringes Interesse daran, diese Forschungen über den Zusammenhang zwischen Glutenverzehr und Psychose weiterzuverfolgen. Karl Reichelt und ein paar andere Forscher veröffentlichten Artikel, aus denen die positiven Auswirkungen einer glutenfreien Ernährung bei Patienten mit Autismus und Schizophrenie ersichtlich wurden.[7] Der Zusammenhang zwischen Gluten und Schizophrenie wurde auch von einer neueren schwedischen Studie bestätigt, die ergab, dass die Kinder glutensensitiver Mütter mit einer fast 50 Prozent höheren Wahrscheinlichkeit als erwartet im späteren Leben eine Schizophrenie entwickeln.[8]

Gluten-Ataxie

Eine Zöliakie kann sich auch mit verschiedenen neurologischen Symptomen wie Nervenentzündung, Ataxie (Gang- und Gleichgewichtsstörungen durch

Verlust der Muskelkoordination), Störungen der zielgerichteten Bewegungen und epileptischen Anfällen zeigen. Bei Menschen mit einer Ataxie unbekannter Ursache wurden in etwa 50 Prozent der Fälle Zöliakie-Marker gefunden.[9] Von diesen Patienten hatte nur eine kleine Minderheit (13 Prozent) Symptome im Bereich des Darms, obwohl es bei zwei Dritteln von ihnen zöliakietypische Veränderungen in der Darmschleimhaut gab. Es wurde festgestellt, dass die Zöliakie der häufigste Grund für eine Ataxie ist, deren Ursache noch bis vor Kurzem als unbekannt galt und die nun als Gluten-Ataxie klassifiziert wird.

Man nimmt an, dass die neurologischen Symptome durch Antikörper gegen Gliadin verursacht werden, die im Blutstrom zum Gehirn wandern und dort speziell in den Purkinje-Zellen des Kleinhirns, des für Gleichgewicht und Koordination zuständigen Teils des Gehirns, eine Autoimmunreaktion auslösen. Schäden an diesen Zellen können auch die Sprache bei Kindern mit und ohne Autismus beeinträchtigen und zu verspäteter Sprachentwicklung und mangelhafter Artikulationsfähigkeit führen.

Zusammenhänge mit anderen Krankheiten

Menschen mit einer Zöliakie bekommen mit größerer Wahrscheinlichkeit Allergien, Asthma und Autoimmunerkrankungen wie rheumatoide Arthritis, Krankheiten, die sich bei gluten- und kaseinfreier Ernährung normalerweise bessern oder sogar (zeitweise oder dauerhaft) nachlassen. Zöliakie hängt auch mit Entzündungskrankheiten des Darms wie *Colitis ulcerosa* und *Morbus Crohn* zusammen, die bei Zöliakiepatienten 64 Mal häufiger vorkommen als bei Menschen, die nicht an Zöliakie erkrankt sind.[10]

Laut einer schwedischen Studie gibt es bei Zöliakiepatienten ein um 30 Prozent höheres Darmkrebsrisiko. In einer anderen Studie wurden 29 000 Zöliakiepatienten beobachtet, darunter auch solche, die an einer sogenannten stummen Zöliakie litten, das heißt, deren Antikörpertests zwar positiv waren, bei denen es aber keine Hinweise auf eine Darmentzündung gab. Solche Patienten hatten ein um 30 bis 49 Prozent erhöhtes Risiko von Krebs, kardiovaskulären und Atemwegserkrankungen mit tödlichem Ausgang.[11]

Manifestationen auf der Haut, zum Beispiel Akne, kommen bei Zöliakie sehr häufig vor. *Dermatitis herpetiformis*, ein charakteristischer juckender Ausschlag, der meist auf den Ellenbogen, den Knien oder auf dem Rücken auftritt, kommt ebenfalls häufig vor. Solche Hauterscheinungen verschwinden, wenn Gluten weggelassen wird.

Ursachen der Zöliakie

Die Zöliakie galt bisher als seltene erblich bedingte Krankheit, von der Menschen mit einer genetischen Prädisposition betroffen sind. Die genetische Basis wird damit erklärt, dass Blutsverwandte von Zöliakiepatienten mit einer Wahrscheinlichkeit von 4,5 Prozent – im Vergleich zur Wahrscheinlichkeit von 1 Prozent bei der Gesamtbevölkerung – ebenfalls daran erkranken. Bei Menschen mit Darmsymptomen beträgt diese Wahrscheinlichkeit sogar 17 Prozent.[12]

Die genetische Begründung erklärt jedoch nicht, warum es in der zweiten Hälfte des vergangenen Jahrhunderts in den USA zu einer um das Vierfache und bei schwedischen Kindern im Laufe von zwanzig Jahren zu einer um das Fünffache gestiegenen Zöliakiehäufigkeit gekommen ist. Für diese Entwicklung muss es Gründe geben, die mit den äußeren Umständen zusammenhängen.

Eine Erklärung, die Forscher für das sehr viel häufigere Auftreten der Zöliakie geben, ist die, dass sich der Anteil des Glutens im Weizen verändert habe. Seit Mitte des 20. Jahrhunderts unterliegt Weizen intensiven Züchtungs- und Kreuzungsmaßnahmen, durch die der Ertrag pro Morgen Anbaufläche um den Faktor 8 bis 10 gesteigert wurde. Der moderne, sehr ertragreiche Weizenanbau hat die Welt erobert und ist der wichtigste Grund für den Rückgang des Hungers in der Welt trotz ständig steigender Bevölkerungszahlen.

Als Wissenschaftler den Weizen, insbesondere die Anteile des Glutens, durch Kreuzungen im großen Stil genetisch veränderten, stand überhaupt nicht zur Debatte, wie sich diese Veränderungen auf die Verbraucher auswirken könnten. Und es gibt Hinweise darauf, dass der Weizen durch die Züchtungsmaßnahmen zu einer stärkeren Beeinträchtigung unserer Gesundheit führte. Eine dänische Studie, die die Proteinstruktur des Glutens im modernen Weizen mit dem Gluten des Weizens verglich, der vor 100 Jahren angebaut wurde, konnte zeigen, dass der moderne Weizen größere Anteile der Zöliakie auslösenden Glutenproteine enthält.[13]

Doch der Glutenanteil des modernen Weizens ist wahrscheinlich nicht nur in größerem Maße Zöliakie auslösend als die alten Sorten wie Dinkel; der Verzehr von Weizen ist außerdem zumindest aus zwei Gründen extrem gestiegen: Er ist billiger und beliebter geworden. Und nicht zuletzt: Dadurch, dass er die Darmwand schädigt und es zum *Leaky Gut*, zum durchlässigen Darm, kommt, macht der Weizen abhängig, das heißt, er wird suchterzeugend und führt zu einem Verlangen nach immer mehr davon.

Gluten-Sensitivität – eine nicht durch Zöliakie bedingte Gluten-Unverträglichkeit

Viele Menschen, deren Gluten-Antikörpertests negativ sind, können trotzdem massive Symptome bekommen, wenn sie glutenhaltige Nahrungsmittel zu sich nehmen. Die Bezeichnung dafür ist Gluten-Sensitivität. Mehrere Studien haben bestätigt, dass es eine Personengruppe gibt, die an einer nicht durch Zöliakie bedingten Gluten-Unverträglichkeit leidet, und man nimmt an, dass dies immerhin sechs Mal häufiger vorkommt als die Zöliakie. Das legt den Schluss nahe, dass mindestens 6 Prozent (und möglicherweise 12 Prozent oder mehr) der Bevölkerung in den westlichen Ländern glutensensitiv sein könnten.[14,15,16] Manche Forscher nehmen an, dass die Häufigkeit der Gluten-Sensitivität in den westlichen Ländern möglicherweise sogar bei 30 Prozent liegt.[17]

Bei der Gluten-Sensitivität gibt es keine Marker für eine Autoimmunerkrankung oder eine Weizenallergie und sie kann auch nicht durch Bluttests oder eine Darmbiopsie diagnostiziert werden. Ihre Symptome sind jedoch dieselben wie bei einer Zöliakie und daher sind diese beiden Zustände klinisch nicht voneinander unterscheidbar. Symptome können also sein: Bauchschmerzen, Hautausschläge, Kopfschmerzen, ein „vernebeltes Gehirn“, Müdigkeit, Durchfälle, Depressionen, Taubheit in Beinen, Armen und Fingern sowie Gelenkschmerzen.

Gluten-Sensitivität kann häufig auch bei einem Reizdarmsyndrom (RDS) vorliegen, einer chronischen und oft unheilbaren Krankheit, die manchmal mit schweren abdominalen Symptomen wie Schmerzen und Durchfall einhergeht. Bei einer 2011 durchgeführten Studie mit Menschen, die ein RDS und keine Zöliakie-Antikörper hatten, litten diejenigen, denen Gluten verabreicht wurde, im Vergleich zur Kontrollgruppe, die kein Gluten bekam, vermehrt an Schmerzen, Müdigkeit und Blähungen. Die Forscher kamen zu der Schlussfolgerung, dass eine nicht durch Zöliakie bedingte Gluten-Unverträglichkeit vorkommen könne, aber sie konnten keine Anhaltspunkte für deren Entstehungszusammenhang finden.[18]

Bei der Gluten-Sensitivität handelt es sich um ein neues Konzept und es ist noch kaum erforscht, wie sie sich auf lange Sicht auf unsere Gesundheit auswirken wird. Die einzige Möglichkeit, sie heute zu diagnostizieren, ist die Beobachtung, wie sich Gesundheit und Wohlbefinden bessern, wenn Gluten weggelassen wird. Es ist offenkundig, dass Gluten-Sensitivität Symptome im Bereich des Darms verursachen kann, doch ebenso offenkundig ist es, dass sie sich auch auf das Verhalten auswirken und zu psychischen und neurologischen Symptomen führen kann. Ernährten sich Menschen, die keine Zöliakiemarker haben, glutenfrei, dann kam es – so wurde berichtet – bei vielen Patienten zu einem Rückgang von Depressionen und Angstzuständen. Bei Kindern mit ADHS und ADS bessern sich durch glutenfreie Ernährung oft Verhaltensauffälligkeiten und bei autistischen Kindern kommt es meist zu einer Verbesserung des Verhaltens und der neurologischen Symptome.

Zöliakie, Gluten-Sensitivität und neurologische Beeinträchtigungen

Es gibt immer mehr Anzeichen dafür, dass Hauptangriffsziele der Zöliakie und der Gluten-Sensitivität nicht der Darm, sondern das Gehirn und das Nervensystem sind. Einer der führenden Forscher auf diesem Gebiet, Dr. Marios Hadjivassiliou, hat immer wieder nachgewiesen, dass Kopfschmerzen bei glutensensitiven Menschen durch eine glutenfreie Ernährung vollständig beseitigt werden können. Er hält es für dringend geboten, die Ärzte darauf aufmerksam zu machen, dass sie den Zusammenhang zwischen einer dem Anschein nach nicht erkennbaren Gluten-Sensitivität und Funktionsstörungen des Gehirns endlich zur Kenntnis nehmen sollten.[19]

Eine ähnliche Ansicht äußerte Dr. Rodney Ford von der Kinderklinik für Gastroenterologie und Allergologie in Neuseeland in einem Artikel mit dem Titel: „The Gluten Syndrome: A Neurological Disease" [zu Deutsch etwa: Das Glutensyndrom – eine neurologische Erkrankung]. Er sagt, das grundsätzliche Problem mit Gluten sei, dass es die neuronalen Netzwerke des Körpers störe. Gluten stehe in direktem Zusammenhang mit neurologischen Beeinträchtigungen bei Patienten, sowohl bei solchen, bei denen Zöliakie nachgewiesen sei, als auch bei solchen ohne diesen Nachweis. Und er stellt fest, dass es Belege dafür gebe, dass das Nervensystem der Hauptangriffspunkt glutenbedingter Schädigungen sei.[20]

> Zu mir kommen immer mehr Kinder mit zum Teil schweren Bewegungsstörungen oder mit Epilepsie, bei denen der Neurologe trotz sorgfältiger Untersuchung keine ersichtliche Ursache für diese Störungen gefunden hat. In manchen Fällen gab es auch abdominale Symptome, doch die Neurologen machten keine Tests auf Zöliakie. Ich teste bei Kindern mit Bewegungsstörungen und epileptischen

Anfällen regelmäßig mithilfe von Bioresonanz. Bei den meisten von ihnen stellt sich eine Gluten-Sensitivität heraus und dann empfehle ich den Eltern immer, sie auf eine Ernährung ohne Gluten, Kasein und Soja umzustellen, bevor wir mit den rhythmischen Übungen beginnen. In mehreren Fällen besserte sich die Motorik dieser Kinder schon vor Beginn des rhythmischen Bewegungstrainings.

Infektionskrankheiten als Auslöser von Gluten-Sensitivität

Bereits 1956, nur drei Jahre, nachdem es dem holländischen Kinderarzt Willem-Karel Dicke gelungen war, den Zusammenhang zwischen dem Verzehr von Weizen und Zöliakie nachzuweisen, berichtete ein englischer Arzt von den Ergebnissen seiner Untersuchungen, bei denen Symptome wie Depressionen, Reizbarkeit und epileptische Anfälle in einen direkten Zusammenhang mit Weizen-Sensitivität gebracht werden konnten. Er machte folgende Beobachtung:

„Es ist normal, dass sich ein Kind zwischen einem und fünf Jahren ein paar Tage nach Beginn einer akuten Infektionskrankheit ... wie Masern oder einer Magen-Darm-Grippe unartig und schwierig verhält. Es ist reizbar, ablehnend und trotzig, der Schlaf ist gestört, es wacht nachts oft auf und schreit; es hat keinen Appetit, nimmt nicht zu, sein Bauch ist oft gebläht und es kommt eventuell zu voluminösen, hellen und übel riechenden Stühlen. Unbehandelt erledigt sich das nach einem bis zwei Monaten meist von selbst, doch dieser Zustand kann auch viel länger dauern und dann können sich zusätzlich zur Verschlechterung der anderen Symptome leichte Petit-mal-Anfälle entwickeln. [Als solche gelten alle epileptischen Anfallsformen, die nicht durch große motorische Krämpfe gekennzeichnet sind; Anm. d. Übers.] Ich habe diese Kinder so schnell wie möglich auf eine glutenfreie Ernährung umgestellt und es kam meist innerhalb von zwei oder drei Tagen zu spektakulären Reaktionen. Eine zu frühe Wiederaufnahme der gewohnten Ernährung führt jedoch zu einem Rückfall. Nach der Untersuchung von mehr als 40 Fällen entschloss ich mich, dieses Krankheitsgeschehen als Prä-Zöliakie-Syndrom zu bezeichnen.“ [21]

Diese Beobachtungen sind aus mindestens zwei Gründen interessant. Erstens weisen sie darauf hin, dass Symptome, die man als ADHS-typisch betrachtet, durch eine Virusinfektion ausgelöst und durch glutenfreie Ernährung gebessert werden können. Zweitens sind sie auch ein Hinweis darauf, dass die Gluten-Sensitivität infolge einer Virusinfektion erworben werden kann.

Gluten-Sensitivität und Zöliakie bei Autismus

Wie bereits erwähnt, hat Dr. Reichelt zwei verschiedene Peptidmuster im Urin autistischer Kinder beschrieben. Eines ist typisch bei Kindern, die kein *Kasein* vertragen, das andere bei solchen, die kein *Gluten* vertragen. Das zweite Muster kann bei Kindern vorkommen, die – nach einer normalen Entwicklung während der ersten zwölf Monate oder während der ersten zwei Jahre – später autistische Symptome entwickelt haben, den sogenannten regressiven Autismus. Eltern solcher Kinder berichten oft, dass sie nach dem Abstillen Verdauungsstörungen bekamen und ständig weinten, als Getreide und Kuhmilch in die Ernährung aufgenommen wurden, manchmal auch nach einer Impfung; meist waren es Impfungen gegen Grippe oder Masern, Mumps und Röteln.

Nur bei wenigen Kindern mit Störungen aus dem autistischen Formenkreis wird eine Zöliakie diagnostiziert. Doch sie kommt bei solchen Patienten nachweislich dreieinhalb Mal häufiger vor als bei Menschen, die keine autistischen Symptome haben. Das bedeutet, dass mindestens eines von 30 autistischen Kindern an Zöliakie leiden könnte.[22]

Die Mehrzahl der autistischen Kinder ist glutensensitiv, das heißt, sie regredieren, wenn sie Glutenhaltiges zu sich nehmen – aber gleichwohl fehlen in ihrem Blut Biomarker, die auf Zöliakie hinweisen würden. Die einzige Möglichkeit hier zu einer Diagnose zu kommen, besteht in der Beobachtung, wie Gesundheit und Wohlbefinden sich durch das Meiden von Gluten bessern. Die Regression infolge von Gluten bei Autismus lässt sich damit erklären, dass sich Gluteomorphine im Darm bilden, die die Darmwand passieren und ins Gehirn gelangen. Dort rufen sie aufgrund ihrer morphinartigen Wirkung sowie der Entzündungs- und Immunreaktionen typische Symptome hervor.

Unterschiedliche Perspektiven für Kinder und Erwachsene bei Gluten-Sensitivität und Kasein-Unverträglichkeit

Während der letzten zehn Jahre konnten immer mehr Menschen auf der ganzen Welt beobachten, dass sich ihr Gesundheitszustand erheblich verbesserte, seit sie auf Gluten verzichteten, und sie ernähren sich daher konsequent glutenfrei. Um nur eine Zahl zu nennen: Dies hat 2010 zu einem weltweiten Umsatz für glutenfreie Produkte in Höhe von fast 2,5 Milliarden US-Dollar geführt; und dieser „Markt" expandiert ständig weiter.

Erwachsene, die einen Versuch mit kasein- oder gluteinfreier Ernährung machen möchten, um ihre Gesundheit zu verbessern oder gar von Krankheiten geheilt zu werden, die in der Medizin als unheilbar gelten, können das ohne Weiteres tun und niemand kann sie daran hindern. Sie müssen nicht erst *beweisen*, dass sie glutensensitiv sind oder Milch und Milchprodukte nicht vertragen und dass es ihnen guttut, wenn sie darauf verzichten.

Dagegen wird vielen Eltern, die möchten, dass ihre *Kinder* sich so ernähren, diese Möglichkeit verwehrt. Nicht nur in Schweden, auch in mehreren anderen Ländern, in denen ich Kurse gehalten habe, lehnen Schulleitungen es regelmäßig ab, dem Wunsch der Eltern nach gluten- und kaseinfreiem Schulessen für ihre Kinder zu entsprechen, wenn sie kein ärztliches Attest vorlegen können. Und die Ärzte wissen meist nicht Bescheid über die Fortschritte in der Glutenforschung und bleiben daher bei dem, was sie in ihrer Ausbildung gelernt haben: Wenn Allergietests oder Darmbiopsien keine Hinweise auf Zöliakie oder Milchallergie geben, weigern sie sich, ein solches Attest auszustellen.

Mein Vorteil als Arzt ist, dass ich Kindern, die glutensensitiv sind oder Milch und Milchprodukte nicht vertragen, ein Attest ausstellen kann. Ich teste Kinder, die wegen Nahrungsmittel-Unverträglichkeiten zu mir kommen, regelmäßig mit Bioresonanz und empfehle eine entsprechende Ernährung, bevor ich mit dem rhythmischen Bewegungstraining beginne. Infolgedessen weiß ich aus eigener Anschauung, wie hilfreich diese Ernährungsweise bei vielen Krankheiten und Problemen sein kann (zum Beispiel bei Autismus, Asperger-Syndrom, ADHS, Lernschwierigkeiten, Bewegungsstörungen, Depressionen, Zwangssymptomen, Psychosen, Bauchschmerzen, Kopfschmerzen und Migräne).

Ich finde es bedauerlich, dass Kindern, die von einer für sie besser geeigneten Ernährung profitieren könnten und deren Gesundheit sich erheblich bessern würde, diese Gelegenheit von unwissenden Schulrektoren und Ärzten vorenthalten wird. Eine solche Benachteiligung verursacht nicht nur unnötiges Leiden für Kinder und Eltern, sie wird auf lange Sicht auch sehr kostspielig für die Gesellschaft.

Kapitel 6

Zusammenhänge zwischen Störungen der Darmflora und Autismus

Im Darm eines gesunden Erwachsenen befinden sich normalerweise 1,5 bis 2 Kilogramm Bakterien. Am wichtigsten ist hier natürlich die „gute", die nützliche Darmflora, die die Darmwand für Viren, Bakterien und unverdaute Nahrungsbestandteile undurchlässig macht. Sie dient den Zellen der Darmwand auch als Nahrungsquelle. Die gesunde Darmflora spielt bei Verdauung und Resorption der Nahrung eine wichtige Rolle. Sie bildet antibiotikaähnliche Substanzen und Vitamine, die der Körper unbedingt braucht. Wird die Darmflora gestört, können schädliche Bakterien überhandnehmen und eine Reihe gesundheitlicher Probleme verursachen.

Die Bedeutung der Darmflora für die Verdauung

Schätzungen zufolge sind mehr als 80 Prozent unserer Immunabwehr im Darm angesiedelt und unsere Immunität hängt in hohem Maße von der bakteriellen Flora ab. Sind die positiven Darmbakterien geschädigt, behindert das die normale Verdauung und die Resorption und es kommt zu Mineralstoff-, Vitamin- und Aminosäuremangel, der das Immunsystem in Mitleidenschaft zieht. Störungen der Darmflora führen auch zu Entzündungen und zur Schädigung der Darmwand. Die Folge ist – wie bereits erwähnt – ein Leaky-Gut-Syndrom, eine durchlässige Darmwand, durch die unverdaute Nahrungsbestandteile, Bakterien und Viren in den Blutstrom gelangen und das bereits beeinträchtigte Immunsystem noch schwerer belasten.

Eine gesunde Darmflora ist die Voraussetzung dafür, dass wir Nahrung verdauen und resorbieren können. Ist sie gestört, beeinträchtigt das möglicherweise die Verdauung von Kasein und Gluten. Normalerweise sollten die

Peptide durch das in den Zellen der Darmschleimhaut gebildeten Enzym Peptidase zu Aminosäuren abgebaut werden. Durch eine Störung der Flora wird diese Zellfunktion beeinträchtigt, es kommt zu Peptidasemangel und *Leaky Gut*. Dann können die Peptide durch die Darmwand gelangen und Probleme im Gehirn und im Immunsystem verursachen.

Die meisten Ärzte empfehlen zur Unterstützung der Verdauung und des Allgemeinzustands Ballaststoffe. Ist jedoch keine „gute" Darmflora vorhanden, können sich die pathogenen Bakterien daran gütlich tun und die Entzündung der Darmwand noch verschlimmern. Wer zu weichem Stuhl und Durchfall neigt, sollte auf Ballaststoffe verzichten, bis sich die Darmflora gebessert hat.

Je mehr die gesunde Darmflora geschwächt ist, desto mehr nimmt die sogenannte *opportunistische Flora* überhand. Diese Mikroorganismen leben normalerweise im Darm, wo sie sich in mancher Hinsicht bei der Verdauung nützlich machen. Sie müssen jedoch von den positiven Mikroorganismen im Zaum gehalten werden, sonst wachsen sie ihnen „über den Kopf", geraten außer Kontrolle und bilden Toxine, die die Darmwand passieren, das Gehirn überfluten und Symptome verursachen, die üblicherweise bei Autismus, ADHS, Angststörungen und ähnlichen Problemen auftreten; das ist die sogenannte *Dysbiose*.

Unverträglichkeit von Laktose (Milchzucker) und Störungen der Darmflora

Viele Menschen halten die Kasein-Unverträglichkeit fälschlicherweise für eine Laktose-Unverträglichkeit, möglicherweise deshalb, weil Letztere auch den Ärzten sehr geläufig ist, während sie über Kasein-Unverträglichkeit oft nicht Bescheid wissen. Während der letzten zehn Jahre habe ich immer mehr Kinder zu Gesicht bekommen, bei denen Laktose-Unverträglichkeit diagnostiziert und eine laktosefreie Ernährung empfohlen worden war. Die häufigsten Symptome sind hier Blähungen, abgehende Winde und Durchfall. Bei Kasein-Unverträglichkeit kommt es zu zusätzlichen Symptomen vonseiten des Immunsystems wie Allergien und Asthma sowie zu psychisch-emotionalen Anzeichen.

Man geht meist davon aus, dass die Laktose-Unverträglichkeit durch einen genetisch bedingten Laktasemangel verursacht wird, dass also das Enzym fehlt, das zur Verdauung von Laktose erforderlich ist. Die Zunahme der Laktose-Unverträglichkeit ist jedoch ein Hinweis darauf, dass die Ursache auch bei äußeren Faktoren zu suchen und in vielen Fällen einer gestörten Darmflora geschuldet ist. *Nützliche* Bakterienstämme von *Escherichia coli* (abgekürzt: *E. coli*) beteiligen sich an der Laktoseverdauung und bilden auch B-Vitamine und Vitamin K_2. Außerdem schützen sie den Darm vor schädlichen Escherichia-coli-Spezies und sind von großer Bedeutung für das Immunsystem.[1]

Ursachen für Schädigungen der Darmflora

Man nimmt an, dass sich im Körper eines Kindes vor der Geburt keine Mikroorganismen befinden. Während des Geburtsvorgangs bekommt es seine „erste Schluckimpfung" aus der Vagina der Mutter. Die Vaginalflora stammt aus dem Darm. Das bedeutet, wenn die Mutter eine gesunde Darmflora hat, überträgt diese sich auch auf das Baby. Finden sich bei ihr jedoch große Mengen schädlicher Bakterien und *Candida* (ein Hefepilz), dann tritt das Kind dieses „Erbe" an.

Wird das Kind nicht gestillt, entwickelt es keine gesunde Darmflora und ist prädestiniert für die sogenannten „Drei-Monats-Koliken" und Fütterungsprobleme in der frühen Säuglingszeit, wiederholte Infektionen, insbesondere Mittelohrentzündungen, Allergien und besonders Milchallergie und Asthma.

Säuglinge und Kinder, die Mittelohrentzündungen bekommen, sollten immer kaseinfrei ernährt werden. Aufgrund der morphinähnlichen Wirkung der Peptide aus dem Darm kann das Baby auch Schlafprobleme entwickeln oder sich auffallend langsam und inaktiv verhalten. Manche Kinder schlafen möglicherweise anormal viel, andere sind die meiste Zeit wach.

Stillen ist für die Entwicklung einer gesunden Darmflora des Babys hilfreich. Hat die Mutter jedoch ein *Leaky Gut,* können Kuhmilchpeptide aus ihrem Darm in die Muttermilch übergehen und der Säugling kann ähnliche Symptome entwickeln wie Flaschenkinder. Doch selbst dann, wenn er die geschädigte Darmflora von seiner Mutter übernommen hat, kann ihn das Stillen vor dem Auftreten solcher Symptome schützen. In solchen Fällen können die Symptome jedoch nach dem Abstillen durch das Trinken von Kuhmilch auftreten.

Gestörte Darmflora, Candida und Parasiten

Aufgrund unzureichender Immunabwehr sind autistische Kinder infektionsanfällig und werden oft mit Antibiotika behandelt. Bei Autisten kommt es häufig zu Mittelohrentzündungen. Durch die häufigen Antibiotikagaben wird die Darmflora geschädigt und das Risiko für *Candida* wird erhöht; dieser Hefepilz verursacht Soor. Es gibt Forscher, die einen Zusammenhang zwischen Autismus und Mittelohrentzündungen sehen: Das Risiko einer Erkrankung an schwerem Autismus soll demnach für ein Kind um so höher sein, je früher es Mittelohrentzündungen bekommt. Ähnliche Studien wurden mit hyperaktiven Kindern gemacht; sie ergaben, dass das Hyperaktivitätsrisiko mit der Anzahl der Mittelohrentzündungen im frühen Kindesalter steige.[2]

Es ist eine hinlänglich bekannte Tatsache, dass Antibiotika die Darmflora schädigen, die Anzahl der schädlichen Bakterien erhöhen und die Zahl der guten Mikroorganismen dezimieren. In einem gestörten Darmmilieu kommt es häufig zu einer Überwucherung durch den Hefepilz *Candida*. Auch die moderne Ernährungsweise mit übermäßig viel Zucker und verarbeiteten Kohlenhydraten stimuliert das Wachstum von Candida. Er bildet Substanzen, die das Gehirn schädigen und viele neurologische Symptome verursachen können. Meiner Erfahrung nach sind Menschen mit einer Quecksilbervergiftung aufgrund von Amalgam sehr häufig davon betroffen – ein Hinweis darauf, dass Quecksilber auch das Wachstum von Candida stimuliert, vermutlich durch Schädigung der positiven Darmflora.

Die Candida-Überwucherung findet sich auch häufig im Mund; hier kommt es zu einem weißen Zungenbelag, dem sogenannten Soor. Behandelt werden *kann* mit Antimykotika wie Nystatin oder Amphotericin. Der Nachteil ist, dass dadurch das Wachstum schädlicher E.-coli-Stämme und anderer schädlicher Bakterien gefördert wird. [Daher ist nach jeder antimykotischen Behandlung der gezielte Wiederaufbau der Darmflora geboten. Anm. d. Übers.] Die bessere Alternative ist allerdings, die Darmflora durch eine entsprechende Ernährung zu verbessern.

Aufgrund ihrer geschwächten Immunabwehr sind autistische Kinder auch sehr anfällig für den Befall mit Parasiten, die die Darmsymptome noch verschlimmern und die Ausheilung des Darms verhindern, wenn nicht behandelt wird. Auch Parasiten können Toxine bilden, die das Gehirn schädigen und psychische Symptome verursachen.

Clostridien

Clostridien sind anaerobe Bakterien, das heißt, sie kommen ohne Sauerstoff aus; für sie stellt Sauerstoff sogar ein Gift dar. Viele Clostridien gehören zu den normalen Darmbewohnern, unter anderen *Clostridium tetani*. Gelangt dieser Mikroorganismus in den Blutstrom, kann er ein starkes Neurotoxin bilden, das Tetanus verursacht. Solche Toxine, die im Darm gebildet werden, können jedoch die Darmwand nicht passieren, wenn er durch eine intakte Darmflora geschützt ist. Bei einem Leaky-Gut-Syndrom können die Toxine in den Blutstrom und zum Gehirn gelangen. Es wurde die Möglichkeit diskutiert, ob Symptome wie Überempfindlichkeit der Sinnesorgane, Zehengang und autostimulatives Verhalten wie Strecken von Armen, Fingern und Beinen zu merkwürdigen Stellungen eventuell dem Vorhandensein von Clostridien zuzuschreiben wären.[3] Im Stuhl einer Gruppe von autistischen Kindern fanden Forscher eine große Menge von Clostridien; bei ihren nicht-autistischen Geschwistern war das nicht der Fall.

Kapitel 7

Die Rolle von Quecksilber und anderen Schwermetallen bei Autismus

Schwermetalle, insbesondere Quecksilber, spielen eine wichtige Rolle bei der Entstehung von Autismus. Im Jahre 2010 ergab eine Auswertung von einschlägigen Studien, dass 58 Studien die Frage eines Zusammenhangs zwischen Autismus und Schwermetallen untersucht hatten. Dreiundvierzig davon (74 Prozent) erbrachten Belege für diesen Zusammenhang.[1] Es ist eine hinlänglich bekannte Tatsache, dass Schwermetalle wie Quecksilber und Blei neurologische Schäden verursachen können. Zudem sind bei autistischen Kindern die körpereigenen Entgiftungssysteme beeinträchtigt, über die der Körper diese und andere Schwermetalle ausleiten kann, die sich im Gehirn und in inneren Organen ansammeln.

Der Quecksilber-Kreislauf

Im Folgenden richte ich mein Augenmerk hauptsächlich auf Quecksilber – aus mehreren Gründen. Dieses Schwermetall ist eine der giftigsten Substanzen auf unserem Planeten und schadet ganz besonders dem Nervensystem sowie den Ungeborenen. In den USA und in vielen anderen Ländern sind die meisten Kinder einer Quecksilberbelastung ausgesetzt. Es stammt hauptsächlich aus der Atmosphäre sowie aus Impfungen; und während der Schwangerschaft gelangt es über die Plazenta in den kindlichen Körper. Andere Schwermetalle wie Blei und Cadmium können bei der Entstehung von Autismus ebenfalls eine wichtige kausale Rolle spielen, treten aber nicht so häufig auf wie Quecksilber.

Im Laufe der letzten 100 Jahre hat sich der Quecksilberanteil in der Atmosphäre hauptsächlich wegen des Kohlebergbaus und der Förderung von

Metallen wie Gold, Silber und Kupfer verdreifacht. Durch Studien wurde ein vermehrtes Auftreten von Autismus in Gebieten mit hoher Schwermetallbelastung in der Luft nachgewiesen. (Es handelte sich vor allem um Quecksilber.) In einer Studie in Kalifornien wurde in Gebieten mit der schlimmsten Luftverschmutzung und den höchsten Werten an Chlorwasserstoffen sowie Schwermetallen – vornehmlich Quecksilber und Cadmium – eine Zunahme der Autismus-Fälle um 50 Prozent nachgewiesen.[2]

Anorganisches Quecksilber, das sich in der Umwelt ansammelt, wird von Bakterien in Methylquecksilber umgewandelt, reichert sich in der Nahrungskette an und gelangt hauptsächlich über den Genuss von Fisch und Meeresfrüchten in den menschlichen Körper.

Amalgam

Eine noch wichtigere Quelle von Quecksilber ist Amalgam, denn es setzt das Schwermetall in den Körper frei. Es gibt Hinweise darauf, dass werdende Mütter es an ihr Ungeborenes weitergeben, in dessen sich entwickelndem Nervensystem es sich anreichert. In einer Studie mit 100 Frauen wurde im Jahre 2009 nachgewiesen, dass sich im Vergleich zu Kindern, deren Mütter amalgamfrei sind, das Autismusrisiko eines Kindes vervierfacht, wenn seine Mutter mehr als acht Amalgamfüllungen hat.[3] Außerdem erbrachten wissenschaftliche Studien den Nachweis dafür, dass werdende Mütter Schwermetalle tatsächlich über das Ungeborene aus ihrem Körper ausleiten. Der Fötus hat dann möglicherweise eine um 70 Prozent höhere Belastung mit Quecksilber und anderen Schwermetallen als seine Mutter.[4] Frauen, die unter einer Quecksilbervergiftung durch Amalgam litten, haben mir erzählt, es sei ihnen nie so gut gegangen wie in der Schwangerschaft, doch ihre Kinder seien von Geburt an um so kränker gewesen.

Die Gefahren, die von Quecksilber ausgehen, sind hinlänglich bekannt

Die amerikanische Umweltschutzbehörde EPA (*Environment Protection Agency*) warnt auf ihrer Website vor Quecksilber: „Bei Ungeborenen, Säuglingen und Kindern wirkt sich die Schädigung durch Methylquecksilber hauptsächlich auf die Entwicklung des Nervensystems aus … Auswirkungen auf Denkfähigkeit, Gedächtnis, Aufmerksamkeit, Sprache sowie Feinmotorik und räumlicher Orientierung sind bei Kindern beobachtet worden, die im Mutterleib einer entsprechenden Belastung ausgesetzt waren.“

Die EPA wies auch auf die Erfahrungen mit epidemisch auftretenden Quecksilbervergiftungen hin, die gezeigt hätten, dass Mütter ohne Anzeichen eines geschädigten Nervensystems Kinder mit schweren Behinderungen zur Welt brachten und daran deutlich wurde, dass das sich entwickelnde fötale Nervensystem wohl empfindlicher auf Methylquecksilber reagiere als das von Erwachsenen.[5]

Die EPA wies warnend darauf hin, dass etwa 15 Prozent der amerikanischen Frauen im gebärfähigen Alter zu hohe Quecksilberwerte im Blut hätten. Die Behörde nimmt an, dass möglicherweise 630 000 (15 Prozent) der etwa 4 Millionen Babys, die jährlich geboren werden, gefährlichen Quecksilberbelastungen im Mutterleib ausgesetzt waren. Dieser Prozentsatz entspricht den aktuellen Informationen der Zentren für Krankheitskontrolle und Prävention (SDS), laut deren Aussage bei 15 Prozent der amerikanischen Kinder eine neurologische Entwicklungsstörung diagnostiziert worden ist (darunter auch Autismus und ADHS).[6]

Quecksilber in Impfstoffen: Thiomersal

Thiomersal (Äthylquecksilber) ist ein seit den 1930er-Jahren in Impfstoffen häufig verwendeter Konservierungsstoff. Aus einer im Jahre 1935 von Pittman-More, einem Hersteller von Impfseren für Tiere, durchgeführten Studie ging hervor, dass 50 Prozent der Hunde nach thiomersalhaltigen Impfungen krank wurden. Pittman-More informierte das Pharmaunternehmen *Lilly* darüber, dass die Substanz „als Konservierungsstoff in Impfseren für Hunde nicht geeignet" sei.[7] Thiomersal wurde auch als Desinfektionsmittel eingesetzt und verursachte den Tod von zehn Säuglingen in Toronto, nachdem ihre Nabelschnur damit desinfiziert worden war. Im Jahre 1991 wurde Thiomersal in Impfstoffen für Tiere verboten, für Kinder wurde es jedoch weiterhin verwendet.

Anfang der 1990er-Jahre stieg in den USA die Anzahl der Kinder, die mit Thiomersal enthaltenden Impfseren geimpft wurden, stark an. Bis dahin erhielt ein Säugling in den ersten sechs Lebensmonaten 11 Impfdosen, doch nun wurden sie auf 28 erhöht. Alle Seren enthielten Thiomersal. Niemand, weder die Impfstoffhersteller noch die amerikanische Arzneimittelzulassungsbehörde FDA, machte sich die Mühe zu untersuchen, ob die gestiegene Quecksilbermenge für Säuglinge schädlich sein könnte.

Laut einem 2005 im *Boston Globe* veröffentlichten Artikel von Robert Kennedy jun.[8] warnte einer der Entwickler der Impfstoffe eines bekannten

Pharmaunternehmens, Dr. Maurice Hilleman, seine Vorgesetzten bereits 1991 in einer firmeninternen Mitteilung vor den Auswirkungen einer Ausweitung des Impfkalenders. Ein sechs Monate altes Kind würde dadurch mit einer um das 87-Fache höheren Quecksilbermenge belastet, als die Regierung in ihren Sicherheitsvorschriften festgelegt hatte. Er empfahl, auf Thiomersal zu verzichten, und beklagte, dass man sich auf die amerikanische Zulassungsbehörde FDA wegen deren enger Beziehungen zur Pharmaindustrie nicht verlassen könne. (In Schweden wurde wie in anderen europäischen Ländern 1991 Thiomersal aus den meisten Impfstoffen – außer denen gegen Grippe – entfernt.) Hillemans Warnungen stießen auf taube Ohren und während der folgenden acht Jahre wurde der Impfkalender für amerikanische Kalender um sieben zusätzliche thiomersalhaltige Impfungen erweitert.

Wie Robert Kennedy jun. in seinem Artikel weiter ausführte, ist Quecksilber für seine giftige Wirkung auf das Gehirn bekannt und die Autismusfälle bei amerikanischen Kindern, die dem neuen Impfprogramm unterzogen wurden, stiegen in erschreckender Weise an. Zehn Jahre zuvor betrug die Autismusrate bei ihnen nach Schätzungen der Standesvertretung der amerikanischen Kinderärzte (*American Academy of Pediatrics*, APP) 1 zu 2500. Nun lag sie laut CDC (Zentren für Krankheitskontrolle und Prävention) bei 1 zu 166 oder 1 zu 80 (bei Jungen). Zusätzlich wurde bei einem von sechs Kindern eine verwandte neurologische Störung festgestellt.

Die Symptome von Autismus ähneln den Symptomen einer Quecksilbervergiftung

Viele amerikanische Eltern mit autistischen Kindern waren über den enormen Anstieg von Autismus sehr beunruhigt. Im Jahre 1999 tat sich eine Gruppe von Eltern zusammen; es empörte sie, dass Quecksilber ein möglicher Grund für die neurologischen Symptome ihrer Kinder sein könnte. Sie recherchierten die Symptome der Quecksilbervergiftung sehr sorgfältig und stellten fest, dass es einen hohen Grad an Übereinstimmung mit den Symptomen von Autismus gab. Sallie Bernard fasste diese Beobachtungen mit anderen Mitgliedern der Gruppe in einem Artikel zusammen, der in den USA eine lebhafte Debatte auslöste. Der Artikel deutete auf Thiomersal als Ursache der starken Zunahme von Autismus hin und bezog sich darauf, dass die Fälle von Autismus im gleichen Maße wie die Anzahl der thiomersalhaltigen Impfseren im amerikanischen Impfkalender angestiegen waren.[9]

Quecksilber weist mehrere Besonderheiten auf, die es zum „Hauptverdächtigen“ der „Autismuswelle“ machen, die Anfang der 1990er-Jahre über die USA hereinzubrechen begann: Viele Autismussymptome ähneln, wie bereits erwähnt, den Symptomen einer Quecksilbervergiftung. Wie bei Autismus gibt es bei Quecksilber geschlechtsspezifische Unterschiede, den sogenannten *Gender Bias*. Es richtet bei Jungen mehr neurologische Schäden an als bei Mädchen und Autismus kommt bei Jungen viermal häufiger vor als bei Mädchen. Außer dass es mehr oxidativen Stress als jede andere Substanz verursacht, führt es auch zu einer Funktionsstörung der Mitochondrien. [Unter oxidativem Stress versteht man eine Stoffwechsellage, bei der mehr als die physiologische Menge an reaktiven Sauerstoffverbindungen gebildet wird oder vorhanden ist. Mitochondrien sind die „Kraftwerke“ der Zellen; Anm. d. Übers.] In Studien wurde nachgewiesen, dass mehr als 85 Prozent der autistischen Kinder eine Funktionsstörung der Mitochondrien haben. Außerdem unterdrückt Quecksilber das Immunsystem und macht die Membranen der Darmschleimhaut durchlässig; es kommt also zu einem *Leaky Gut* und einer bakteriellen Fehlbesiedlung des Darms.

Laut Robert Kennedys Artikel im *Boston Globe* löste der Zusammenhang zwischen Thiomersal und dem drastischen Anstieg von Autismus und anderen neurologischen Erkrankungen bei den Gesundheitsbehörden tiefe Besorgnis aus. Er führt aus, dass es im Jahr 2000 eine geheime Zusammenkunft zwischen den CDC, Vertretern der Pharmaindustrie und der FDA gegeben habe, um diese Ergebnisse zu besprechen. Aus den Niederschriften gehe hervor, dass alle Teilnehmer alarmiert waren. Dr. Bill Weil habe der Gruppe gesagt, man könne die Ergebnisse drehen und wenden, wie man wolle, sie seien statistisch bedeutsam. Dr. Richard Johnston habe eingeräumt, dass ihm die Impfung seines Enkelkinds mit thiomersalhaltigen Impfstoffen große Sorgen mache.

Doch die größte Sorge sei gewesen, diese Erkenntnisse geheimzuhalten. Dr. Roger Bernier, einer der Abteilungsdirektoren des nationalen Impfprogramms habe die Gruppe am Ende des Treffens darauf eingeschworen, diese Informationen nicht an die Öffentlichkeit dringen zu lassen. Die CDC behaupte nun, die Daten der entscheidenden Studie seien „verloren gegangen“, und habe sich den Aufforderungen des Kongresses und der bundesgesetzlichen Regelung widersetzt, Wissenschaftlern und der Öffentlichkeit die Datenbank über die Sicherheit von Impfstoffen zugänglich zu machen.[10]

Wissenschaftliche Studien zeigten schädliche Auswirkungen von Thiomersal auf

Vor 1999 hatte es so gut wie keine Veröffentlichungen über Neurotoxizität oder Immunsuppression im Zusammenhang mit Äthylquecksilber oder Thiomersal gegeben. Im Jahre 1977 wurde ein russischer Bericht über eine Gruppe von Erwachsenen veröffentlicht, die mit Äthylquecksilber belastet waren. Mehrere Jahre später litten diese Menschen immer noch an beeinträchtigenden Symptomen, obwohl sie weitaus geringeren Konzentrationen ausgesetzt gewesen waren als denen, die amerikanische Kinder in den Neunzigerjahren erhalten sollten.[11]

Anhand von Forschungen mit Tieren wurde nachgewiesen, dass Äthylquecksilber (Thiomersal) in wesentlich höherem Maße in anorganisches Quecksilber umgewandelt wird als Methylquecksilber (aus Fisch und Meeresfrüchten). Die Entgiftung von anorganischem Quecksilber ist sehr schwierig, insbesondere bei autistischen Kindern.[12]

Viele dieser Kinder können genetisch bedingt nur unzureichend Glutathion bilden, ein vom Gehirn produziertes Antioxidans, das den Körper bei der Ausleitung von Quecksilber und anderen Schwermetallen unterstützt.[13] Thiomersal entzieht den Zellen nachweislich Glutathion, sodass die körpereigene Entgiftungsfähigkeit bei autistischen Kindern herabgesetzt und der oxidative Stress vergrößert wird; das trägt zur Schädigung des Gehirns bei.

Studien haben gezeigt, dass Äthylquecksilber (Thiomersal) sich in viel stärkerem Maße schädlich auf das Immunsystem auswirkt als Methylquecksilber.[14]

Eine 2009 veröffentlichte Studie bestätigte, dass Thiomersal das Gehirn schädigt. Bei Rhesusaffen, an denen thiomersalhaltige Impfungen vorgenommen worden waren, konnte gezeigt werden, dass es zu einer auffallenden Entwicklungshemmung des Gehirns kam und dass diese Schädigung durch erblich bedingte Faktoren beeinflusst wird.[15]

Thiomersal beeinträchtigt auch die Glutamatrezeptoren im Gehirn. Glutamat ist ein Neurotransmitter, der dazu führt, dass die Gehirnzellen Signale (Aktionspotenziale) abfeuern. Um das zu stoppen, muss Glutamat in die Zellen zurücktransportiert werden. Gelingt dies nicht, kommt es zu einem exzitotoxischen Zustand, das heißt, die Zellen feuern dauerhaft weiter und es kommt schließlich zu einer Schädigung des Gehirns. In einer Studie konnte nachgewiesen werden, dass bereits minimale Konzentrationen von Thiomersal den Rücktransport von Glutamat in die Zellen hemmen und es so zu einer Glutamatakkumulation außerhalb der Zellen kommt.[16]

Die amerikanische Zulassungsbehörde FDA empfahl 1999 den Ersatz von Thiomersal durch andere Konservierungsstoffe

Die FDA veröffentlichte 1999 einen Bericht, aus dem hervorging, dass Kinder durch Mehrfachimpfung mit thiomersalhaltigen Impfstoffen insgesamt mit einer Quecksilberdosis belastet werden, die das 150-Fache der für einen Erwachsenen als sicher geltenden Tageshöchstdosis übersteigt. Berücksichtigt man das Körpergewicht, so bedeutet dies, dass die Quecksilbermenge, die ein Säugling mit einer Impfung erhält, die als sicher geltende Tageshöchstdosis um etwa 2000-Fache übersteigt.

Die FDA empfahl den Impfstoffherstellern die Verwendung anderer Konservierungsstoffe, und nach wenigen Jahren wurde Thiomersal allmählich durch Aluminium ersetzt. In den meisten Grippe-Impfstoffen für Kinder und schwangere Frauen wurde jedoch weiterhin Thiomersal verwendet.[17]

Zusammenhänge zwischen Aluminium und Autismus?

Zwischen 1999 und 2002 wurde in den USA das Quecksilber in Impfseren allmählich durch Aluminium ersetzt. Dadurch verringerten sich die Fälle von Autismus nicht und deshalb behaupten die Gesundheitsbehörden, dass die Impfstoffe sicher seien. Zur gleichen Zeit wurde der thiomersalhaltige Grippe-Impfstoff in den Impfplan für kleine Kinder aufgenommen. Selbst schwangeren Frauen wurde diese Impfung in den ersten drei Monaten empfohlen. Außerdem wurde der Impfkalender um sechs Impfungen mit aluminiumhaltigen Seren erweitert. Somit erhalten amerikanische Kinder seit dem Jahr 2000 Impfstoffe mit einem um 20 Prozent erhöhten Aluminiumgehalt. Folglich haben Kinder, die entsprechend den Empfehlungen der CDC geimpft werden, im Alter von 15 Monaten bereits 5 mg Aluminium aufgenommen.

Aluminium ist schon in sehr geringen Mengen neurotoxisch, das heißt, es wirkt als Nervengift. Außerdem erhöht es die Neurotoxizität von Thiomersal um ein Vielfaches.[18] Aluminium wird über die Nieren aus dem Körper ausgeschieden. Insbesondere bei Frühgeborenen mit einer eingeschränkten Nierenfunktion reichert sich Aluminium im Gehirn zu toxischen Werten an, die vor dem Alter von 18 Monaten neurologische Störungen und geistige Behinderungen verursachen können.[19]

Kapitel 8

Elektromagnetische Felder und Autismus

Obwohl Thiomersal zwischen 1999 und 2002 in den USA aus den meisten Impfstoffen entfernt wurde, nahm das Auftreten von Autismus damals weiterhin in alarmierendem Maße zu. Seit 1997 gab es auch eine explosionsartige Zunahme der elektromagnetischen Felder (abgekürzt: EMF) und Mikrowellen durch Handys, schnurlose Telefone und schnurlose Technologie allgemein, die sich auf Föten und Säuglinge schädlich auswirkt. In vielen wissenschaftlichen Studien wurde aufgezeigt, dass es dadurch zu genau denselben Schäden und Störungen kommt, die bei Autismus häufig auftreten.

Elektromagnetische Felder (EMF) können Autismus verursachen

Angesichts der Belege in Tausenden von wissenschaftlichen Studien bin ich davon überzeugt, dass die ständige Zunahme von Autismus in beträchtlichem Ausmaß auch durch die Zunahme der schnurlosen Kommunikation verursacht wird, die seit der Einführung des digitalen Mobilfunkstandards (GSM, *Global System for Mobile Communications*) 1997 gang und gäbe ist.

Entzündungen und gestörte Immunabwehr aufgrund von EMF

Die sogenannte REFLEX-Studie, eine von der Europäischen Union geförderte Multi-Center-Studie, hat nachgewiesen, dass Mikrowellen aus Handys die DNS bei weitaus geringeren als den als sicher erachteten Werten schädigen können. [Eine Multi-Center-Studie ist eine klinische Studie, die in mehreren klinischen Zentren, zum Beispiel in verschiedenen Krankenhäusern, von unterschiedlichen Untersuchern durchgeführt wird; Anm. d. Übers.] Laut dieser Studie erzeugen die elektromagnetischen Felder der schnurlosen Kommunikationstechnologie oxidativen Stress und freie Radikale, die die DNS sowie die Zellmembranen schädigen und auch Zellen abtöten können.[1]

Für den sogenannten *BioInitiative Report* hat eine Gruppe von 14 Wissenschaftlern Tausende von Forschungsstudien durchforstet, die sich mit den Auswirkungen elektromagnetischer Felder und schnurloser Technologie beschäftigen. Ihr erster Bericht wurde 2007, der bis zur Abfassung dieses Buches bisher letzte Anfang 2013 veröffentlicht. Nach diesen Berichten können Schäden und negative Auswirkungen auf die Gesundheit durch Handys, Mobilfunkmasten und schnurlose Netze bereits bei Werten auftreten, die nur Tausendstel der offiziell als sicher empfohlenen Höchstwerte betragen. Außerdem hat die Gruppe umfassende Belege dafür gefunden, dass EMF Entzündungen und Allergien verursachen sowie die Immunabwehr schädigen.

Die *BioInitiative Working Group* schreibt auf ihrer Webseite von mehreren Tausend wissenschaftlichen Studien, die auf schwerwiegende biologische Auswirkungen und Gesundheitsschäden durch elektromagnetische Felder hinweisen. Sie erwiesen sich als Toxine für die Gene und die Spermien und beeinträchtigten die Gehirnentwicklung des Fötus.

Die Gruppe schreibt auch, dass es eine starke Ähnlichkeit gebe zwischen den physiologischen Prozessen sowie den gestörten Verhaltensweisen bei Autisten einerseits und den gesundheitlichen Beeinträchtigungen aufgrund elektromagnetischer Felder andererseits; Biomarker und Krankheitsindikatoren und deren klinische Symptome wiesen in beiden Fällen auffallende Ähnlichkeiten auf. Es gebe ähnliche Veränderungen von Genen und Genexpressionen, ähnliche Veränderungen in der Gehirnentwicklung und Hinweise auf Veränderungen im Verhalten und Sozialverhalten sowie in der Aufmerksamkeit.[2]

EMF und andere Ursachen beeinflussen sich gegenseitig

Wie bereits erwähnt, wurde in einer Studie nachgewiesen, dass Autismus durch genetische Schäden verursacht werden kann, die nicht von den Eltern ererbt wurden. Solche Schäden können in den Spermien oder den Eizellen vorgelegen haben.[3] Zieht man in Betracht, wie viele künftige Väter ihre Handys in der Hosentasche haben oder mit ihren Laptops auf den Knien arbeiten, sind diese Ergebnisse leicht erklärlich.

Föten, deren Zellen bereits zum Zeitpunkt der Zeugung genetische Schäden aufweisen, werden möglicherweise auch während der Schwangerschaft noch einer hohen Strahlung durch EMF von schnurlosen Netzen und den Handys ihrer Mütter ausgesetzt. Da wir wissen, dass solche Strahlen Zellen im Gehirn oder im Darm abtöten und die Immunabwehr schädigen können, lässt sich leicht erklären, warum viele Kinder körperlich so labil sind, dass sie Autismus entwickeln können, insbesondere, wenn sie im Mutterleib zusätzlichen Umweltbelastungen wie Virusinfektionen, Quecksilber aus dem Amalgam in den Zähnen oder Impfungen der Mutter ausgesetzt wurden.

Diese Kinder geraten bereits im frühen Alter in einen Teufelskreis, wenn sie selbst auch noch geimpft und ihr Darm und die Immunabwehr dadurch geschädigt werden. Außerdem kommen sie bereits als Säuglinge mit schnurloser Technologie in Kontakt und werden in Kindergarten und Schule steigenden Strahlenmengen von Handys und anderen schnurlosen Netzen ausgesetzt, die zu oxidativem Stress führen und die Zellmembranen schädigen sowie die Zellentgiftung blockieren. Die EMF können, wie bereits erwähnt, auch Entzündungen und den Tod von Gehirnzellen verursachen, und diese Gehirnschädigung kann durch Peptide aus einem *Leaky Gut* verschlimmert werden. Die Entzündungen im Gehirn können zu Krampfanfällen führen, die möglicherweise durch Strahlen ausgelöst werden.

Elektromagnetische Felder und Zellentgiftung

Wie bereits festgestellt, haben Autisten mehr oder weniger große Schwierigkeiten damit, ihre Zellen von Metallen wie Quecksilber, Blei, Aluminium und Kupfer sowie anderen toxischen Substanzen zu befreien. Vor allem Schwermetalle verbleiben in den Zellen und verursachen viele Störungen im Gehirn und in den inneren Organen. Bei Autisten können sich auch viel geringere Schwermetallausscheidungen in den Haaren, im Urin oder im Stuhl zeigen als bei normalen Kindern, denn die Schwermetalle bleiben in den Zellen und Organen hängen.

Glutathionmangel wird mit gestörter Entgiftungsfähigkeit der Zellen bei Autismus in Zusammenhang gebracht. Ein anderer kausaler Faktor sind die elektromagnetischen Felder, die die Zellmembranen schwerer durchdringbar machen und den aktiven Transport durch die Zellmembran verringern. Durch diese Mechanismen nimmt die Menge an freien Radikalen und Abfallprodukten in den Zellen zu. Die Entfernung der elektromagnetischen

Felder kann daher ein entscheidender Schritt sein, um die nötigen Voraussetzungen für die körpereigene Entgiftung von Schwermetallen und anderen toxischen Substanzen beim Kind zu schaffen.

In einer amerikanischen Studie wurde bei einer Gruppe autistischer Kinder eine vermehrte Ausscheidung von Schwermetallen und eine spektakuläre Verbesserung der klinischen Symptome allein durch die Entfernung der EMF beobachtet, die durch andere alternative Entgiftungsmethoden, aber nicht mit den üblichen klassischen Methoden der Chelatierung (zum Beispiel durch DSMA) unterstützt wurde.[4]

Kapitel 9

Gehirnschädigung bei Autismus

Durch die modernen bildgebenden Verfahren wie MRI (Magnetresonanztomografie) und PET (Positronenemissionstomografie) wurde es möglich, eine Reihe von Auffälligkeiten im Gehirn autistischer Kinder festzustellen. Kleinhirn, limbisches System und Neokortex sind besonders davon betroffen.

Schädigungen im Kleinhirn

Das Kleinhirn, fachsprachlich *Cerebellum* genannt, ist für die Verarbeitung von motorischen und sensorischen Informationen, für die Koordination der Motorik und für den Rhythmus im Körper zuständig. Es ist auch für die Arbeitsweise des präfrontalen Kortex wichtig, der für Funktionen wie Sozialverhalten, Motivation und Aufmerksamkeit verantwortlich ist. Sprachentwicklung und Artikulation sind ebenfalls vom Kleinhirn abhängig.

Bei Autismus werden häufig Auffälligkeiten im Kleinhirn gefunden, die mit den typischen autistischen Symptomen bezüglich Koordination der Motorik, Sprachbehinderung und anderen Funktionen übereinstimmen. Die Auffälligkeiten treten im zentralen Teil des Kleinhirns, im *Vermis* [dem Kleinhirnwurm] auf, der insbesondere auf Quecksilber und andere Schwermetalle empfindlich reagiert. Die meisten autistischen Kinder haben ein kleineres Cerebellum als normal.[1]

Neuere Studien mit schizophrenen Patienten haben ergeben, dass der Vermis bei 33 bis 60 Prozent von ihnen kleiner als normal war; das könnte die Funktionsstörung des präfrontalen Kortex erklären, die ein Leitsymptom bei Schizophrenie ist.[2]

Mit dem Mikroskop sieht man im Kleinhirngewebe von autistischen Kindern einen Schwund von Purkinje- und Granulosa-Zellen. Die Purkinje-Zellen nutzen GABA als Transmitter für die Weiterleitung von Nervenimpulsen. Das Kleinhirn und GABA sind ausschlaggebend für die gesprochene Sprache. Die meisten autistischen Kinder haben Schwierigkeiten mit der Bildung von GABA, es besteht bei ihnen also ein Mangel an diesem Transmitterstoff, wodurch es zu diesen Sprachschwierigkeiten kommen kann.[3] Wie bereits erwähnt kann es durch Gliadin-Antikörper, die mit dem Blutstrom ins Gehirn gelangen und dort eine Autoimmunreaktion insbesondere an den Purkinje-Zellen des Kleinhirns verursachen, zu einer Schädigung des Kleinhirns kommen. Außerdem ist Quecksilber dafür bekannt, dass es die Purkinje- und die Granulosa-Zellen des Kleinhirns schädigt.

Schädigungen im limbischen System und im Neokortex

In den meisten Studien wurden bei autistischen Kindern Auffälligkeiten des limbischen Systems nachgewiesen. Eine Schädigung zeigt sich hier in Form mehrerer Symptome, die bei Autismus häufig vorkommen, zum Beispiel mangelnde Neugier, anormales Spielverhalten, Abneigung gegen Körperkontakt und ausbleibende emotionale Reaktionen.

In mehr als der Hälfte der untersuchten Fälle wurde eine Schädigung des Neokortex festgestellt.[4] Davon können alle Gebiete betroffen sein, häufiger sind es aber die Frontallappen und besonders der präfrontale Kortex. Durch die Verbindungen mit dem limbischen System kommt es bei einer Schädigung zu Symptomen wie Mangel an Mitgefühl, Gefühlsausbrüchen, Unverständnis gegenüber sozialen Normen und Taktlosigkeit. Zu ähnlichen Auswirkungen kam es früher durch die sogenannte Lobotomie, die Trennung der Verbindungen zwischen dem limbischen System und dem präfrontalen Kortex als Therapiemaßnahme bei Schizophrenie.

Auffälligkeiten der Sprachzentren in der linken Hemisphäre, des Broca-Zentrums im Frontallappen und des Wernicke-Zentrums im Schläfenlappen sind Ursachen für die bei Autismus so häufigen Sprachstörungen. Doch sie werden wahrscheinlich noch häufiger durch eine Kleinhirnschädigung, insbesondere der Purkinje-Zellen, verursacht. Vom Kleinhirn ziehen wichtige Nervenverbindungen zu den Sprachzentren in der linken Hemisphäre. Die Erfahrung zeigt, dass eine normale Sprachentwicklung davon abhängt, dass die Sprachzentren vom Kleinhirn stimuliert werden. Das wird bei Autismus durch die Schädigung des Kleinhirns mehr oder weniger blockiert.

Ungleichgewicht im autonomen Nervensystem

Das autonome Nervensystem besteht aus dem Sympathikus und dem Parasympathikus. Das *parasympathische* Nervensystem hat mit aufbauenden Prozessen zu tun, mit allem, was den Körper aufbaut und repariert, wie Verdauung, Resorption, Ausscheidung und Bildung der Energiereserven des Körpers. Es ist aktiv, wenn wir ruhig und entspannt sind. Dann sinkt der Blutdruck, der Puls verlangsamt sich und der Blutfluss erfolgt direkt zu den inneren Organen. Das parasympathische Nervensystem ist wichtig für die Entwicklung unserer kognitiven Fähigkeiten und unseres Vermögens, uns auf eine Tätigkeit zu konzentrieren, die in geringer Entfernung stattfindet, zum Beispiel das Lesen. Seine wichtigste Transmittersubstanz ist Azetylcholin.

Die Fähigkeit des Körpers, mit Stress von innen und von außen umzugehen, wird durch das *sympathische* Nervensystem und die sogenannte HPA-Achse gesteuert. Bei einer bedrohlichen Situation wird das sympathische Nervensystem aktiviert, Adrenalin freigesetzt und die sogenannte Kampf-oder-Flucht-Reaktion ausgelöst. Die HPA-Achse ist ein aus Hypothalamus, Hypophyse und Nebennieren bestehendes System. In Stresssituationen sendet die Hypophyse das Signal an die Nebennieren, mehr Cortisol zu bilden, wodurch es auch zur Freisetzung von mehr Adrenalin kommt. Das stimuliert folglich das sympathische Nervensystem noch mehr, es kommt zu einer erhöhten Herzfrequenz, einem höheren Blutdruck und einem vermehrten Blutfluss direkt zu den Skelettmuskeln.

Adrenalin sorgt auch für eine gesteigerte Schärfung unserer Sinne. Die Pupillen werden erweitert und der Sehsinn wird empfindlich gegenüber Licht und visuellen Eindrücken. Der Gehörsinn nimmt das leiseste Hintergrundgeräusch wahr und der Tastsinn reagiert auf die leichteste Berührung. Wird *ständig* Adrenalin freigesetzt, kommt es zu einem Teufelskreis aus Überempfindlichkeit der Sinnesorgane und Zunahme des Stresses.

Bei Autismus besteht zwischen dem Sympathikus und dem Parasympathikus ein Missverhältnis zugunsten des Sympathikus. Dadurch kommt es zu einer Übersensibilität gegenüber Geräuschen, Licht, visuellen Einrücken, Berührung, vestibulärer Stimulation, Geruch und Geschmack. Manchmal kann es hier auch zu einer Paradoxie kommen, das heißt, dass das Kind auf das *leiseste* Hintergrundgeräusch stark, aber auf alle *lauten* Geräusche gar nicht reagiert. Bei vielen autistischen Kindern sind die Pupillen aufgrund der Sympathikusaktivierung ständig vergrößert. Bei anderen ist das nur bei Stress der Fall und oft können derartige Reaktionen beobachtet werden, wenn das Kind etwas Unverträgliches gegessen hat.

Störungen des Gleichgewichts zwischen Glutamat und GABA

Glutamat und GABA sind zwei Transmittersubstanzen, die bei Autismus eine sehr wichtige Rolle spielen. Auch Transmitter übertragen ja Nervenimpulse zwischen Zellen. Eine andere Transmittersubstanz ist Dopamin, der wichtigste Transmitter im limbischen System und im präfrontalen Kortex. Im Hypothalamus gebildete Neuropeptide sind Transmittersubstanzen, die unser Belohnungssystem, die Nahrungsaufnahme und den Schlaf beeinflussen.

Glutamat ist der häufigste Transmitterstoff im Gehirn, es wird in den meisten Synapsen gefunden. Es ist ein sogenannter neuroexzitatorischer Transmitter, das heißt, es hat stimulierende Wirkung. Wird ein Nervenimpuls von einer Nervenzelle zu einer anderen transportiert, wird Glutamat an der Synapse freigesetzt und dockt an einem Glutamatrezeptor auf der nächsten Nervenzelle an. Geschieht das an einem speziellen Rezeptortyp, dem NMDA-Rezeptor [er ist nach dem ebenfalls wirksamen selektiven Agonisten N-Methyl-D-Aspartat benannt; Anm. d. Übers.], so kommt es zum Einströmen von Kalzium in die Zelle und zur Weiterleitung des Nervenimpulses.

Befindet sich Glutamat in *übermäßigen* Mengen außerhalb der Zelle, im Extrazellularraum, strömt Kalzium weiterhin in die Zelle ein und die Nervenimpulse feuern uneingeschränkt weiter. Dadurch kann es zu einer Entzündung im Gehirn kommen, die Nervenzellen halten dem Kalziumzustrom eventuell nicht stand und platzen; das kann zu einer Schädigung des Gehirns führen.[5] Man nimmt an, dass solche Reaktionen Schädigungen im Gehirn verursachen, die man nicht nur bei Autismus, sondern auch bei Parkinson, multipler Sklerose (MS) und ALS, der amyotrophen Lateralsklerose [einer degenerativen Erkrankung des motorischen Nervensystems; Anm. d. Übers.] beobachten kann.

GABA wirkt als Hemmstoff und sorgt für die Erhaltung eines normalen Glutamatspiegels. Es stoppt den Kalziumzustrom in die Nervenzelle und beendet den Nervenimpuls, „schaltet ihn ab". GABA wird aus Glutamat durch ein Enzym mit dem Namen GAD (Glutamat-Decarboxylase) gebildet. Ausgewogenheit zwischen Glutamat und GABA ist sehr wichtig, um sicherzustellen, dass die Nerven nur dann feuern, wenn es nötig ist. Thiomersal kann die Bildung von GABA verhindern und dazu führen, dass sich übermäßig viel Glutamat an den Synapsen ansammelt.

Mehrere Studien konnten ein Missverhältnis zwischen Glutamat und GABA bei Autismus nachweisen. Autistische Kinder haben einen extrazellulär (außerhalb der Zelle) erhöhten Glutamatspiegel und eine gestörte Fähigkeit, Glutamat zu GABA umzuwandeln. Bei jeder Art von Stimulation des Gehirns – seien es psychischer Stress, zu viele Sinneseindrücke, körperliche Aktivität, Peptide oder andere Substanzen aus dem Darm, eingebracht durch ungeeignete Nahrungsmittel – kommen autistische Kinder meist in einen Zustand der Überreizung und haben Schwierigkeiten, sich wieder zu beruhigen, da Glutamat nicht in GABA umgewandelt wird, wie das bei nichtautistischen Kindern der Fall ist. Die Nerven feuern ungehindert und führen zu sogenanntem autostimulativem Verhalten, sich ständig wiederholenden Körperbewegungen, die regelmäßig einen oder mehrere Sinne stimulieren. Eine solche Aktivität bei Glutamatakkumulation kann ebenfalls zu einer Schädigung des Gehirns führen, da sich das Gehirn entzündet oder weil die Nervenzellen, wie bereits erwähnt, durch den Kalziumzustrom platzen. Krampfanfälle, die bei Autismus häufig vorkommen, sind mit einem hohen Glutamatspiegel in Zusammenhang gebracht worden.

Autostimulatives Verhalten

Das autostimulative Verhalten in Form sich ständig wiederholender Körperbewegungen, die regelmäßig einen oder mehrere Sinne stimulieren, ist sehr typisch für autistische Kinder und Zeichen eines erhöhten Glutamatspiegels an den Synapsen der Gehirnzellen des Kindes.[6] Es kann beispielsweise zu folgenden Verhaltensweisen kommen:

- Schlenkern mit den Händen,
- Aneinanderreihen oder Drehen von Spielsachen oder anderen Gegenständen,
- Echolalie (das Wiederholen von verbalen Äußerungen anderer),
- Perseveration (das beharrliche Haften an Vorstellungen oder Eindrücken, das ständige Wiederholen von Wörtern oder Bewegungen, auch wo sie nicht passen).

Autostimulatives Verhalten kann manchmal bei gesunden Kindern oder Kindern mit ADHS beobachtet werden, wenn sie überreizt sind.

Extensives autostimulatives Verhalten bei Autismus ist ein Warnzeichen dafür, dass es aufgrund eines erhöhten Glutamatspiegels zu einer Entzündung und Schädigung des Gehirns kommt. In diesem Fall sollte man dafür sorgen, dass die Stimulation abnimmt und die Entzündung zurückgeht. Symptome von Entzündung im Gehirn können sein:[7]

- Krampfanfälle,
- Aggressivität,
- Depression,
- Zorn,
- Stimmungsschwankungen,
- Zwangsverhalten und Manie
- Furcht
- Ängstlichkeit, Besorgtheit
- Psychose

Substanzen, die das Gehirn überreizen: Natriumglutamat und Aspartam

Glutamatrezeptoren sind kleine Proteine in der Zellmembran, die Glutamat in die Nervenzelle ziehen, damit der Nervenimpuls fortgesetzt werden kann. Diese Rezeptoren können die Zelle auch für das Einströmen anderer stimulierender Substanzen öffnen, zum Beispiel für die Aminosäure Aspartat.

> Glutamat kommt natürlicherweise in vielen Nahrungsmitteln wie reifem Käse, Fleisch, Soja, Erbsen, Hefe, Pilzen und Weizen vor und bindet sich an die Glutamatrezeptoren der Zunge, wo es die Geschmacksrichtung *umami* [Japanisch für „fleischig und herzhaft, wohlschmeckend"; Anm. d. Übers.] als die fünfte Qualität des Geschmackssinns neben den traditionellen Geschmacksnoten süß, sauer, salzig und bitter hervorruft. Glutamat gibt es auch als künstliche Würze, es wird als Geschmacksverstärker Natriumglutamat (*mono sodium glutamate*, MSG) oder E 621 verkauft. MSG ist sehr häufig in verarbeiteten Nahrungsmitteln, insbesondere in Wurst und Geräuchertem, enthalten.

> Bei vielen Menschen können MSG-haltige Nahrungsmittel zu mehr oder weniger schweren Symptomen führen: Kopfschmerzen, Schwitzen, Sodbrennen, Übelkeit und Asthma sind die häufigsten. Durch Meiden von Glutamat ist es bei manchen zur Genesung von Depressionen, Angstzuständen, Migräne und Allergien gekommen. MSG kann auch Krampfanfälle auslösen und zu Gehirnschäden führen.

Die Aminosäure Aspartat ist in Aspartam enthalten, dem synthetischen Süßstoff, der in sogenannten Light-Produkten Verwendung findet. Es ist bekannt, dass Aspartam Krampfanfälle auslösen kann, und bei Menschen, die es in großen Mengen zu sich nehmen, sind Depressionen und Angstzustände häufige Nebenwirkungen (die ich auch bei einigen *meiner* Patienten beobachten konnte).

Wenn Aspartam und MSG in die Nervenzellen geschleust werden, kann das zu einem ungehemmten Feuern der Nervenimpulse führen und – aufgrund des ständigen Kalziumzustroms – zum Platzen der Nervenzellen. Das kann Krampfanfälle auslösen und zu Gehirnschäden führen.

Autistische Kinder sind solchen exzitotoxischen Substanzen gegenüber ganz besonders empfindlich; sie verschlimmern die autistischen Symptome, führen zu autostimulativem Verhalten und schädigen das Gehirn. Es ist daher sehr wichtig, dass diese Substanzen vollständig aus dem Speiseplan gestrichen werden. Dazu sollte man auf der Liste der Inhaltsstoffe nach MSG (E 621) und Aspartam suchen und sich darüber im Klaren sein, dass diese Angaben alles andere als zuverlässig sind. Oft wird MSG nur als Geschmacksverstärker bezeichnet und dieser sollte *immer* gemieden werden.

Krampfanfälle bei Autismus

Viele autistische Kinder leiden an glutamatbedingten Krampfanfällen. Ein häufiger Grund für die Akkumulation von Glutamat ist eine Unverträglichkeit von Gluten sowie Milch und Milchprodukten (Kasein). Gemäß den Forschungen von Reichelt lassen die Krampfanfälle bei autistischen Kindern bei gluten- und kaseinfreier Ernährung nach. Andere Ursachen können auch hier Nahrungszusätze wie Natriumglutamat (MSG) und Aspartam sein. Krampfanfälle können ferner durch elektromagnetische Strahlung ausgelöst werden.

Damit die (von mir empfohlenen) rhythmischen Übungen nicht zum Auslösen von Krampfanfällen führen, muss ein erhöhter Glutamatspiegel verhindert werden. Daher ist es ganz besonders wichtig, autistische Kinder mit bekannter Epilepsie ohne Kasein, Gluten, MSG und Aspartam zu ernähren. Ebenfalls sehr wichtig ist es, die Übungen anfangs sehr sanft durchzuführen, um autostimulatives Verhalten zu vermeiden. Von großer Bedeutung ist auch die Beseitigung elektromagnetischer Strahlungsquellen, insbesondere im Schlafraum des Kindes, damit diese nicht zum Auslösen von Krampfanfällen führen.

Kapitel 10

Weitere häufige äußere Faktoren bei Autismus und ADHS

Experten betrachten ADHS als genetisch bedingt. Die staatliche schwedische Gesundheitsbehörde erklärte die Ursache in einer 2004 veröffentlichten Broschüre etwa so: Vererbung erfolge über die Gene. Sie steuerten die Transmittersubstanzen, die die Informationen zwischen den Neuronen des Gehirns transportieren. Ein Mangel an diesen Substanzen oder ihre ungenügende Wirksamkeit in bestimmten Gehirnarealen führe zu Veränderungen der psychischen und intellektuellen Funktionen; dadurch könne es beim Kind zu Problemen mit der Verhaltenskontrolle kommen. Das zeige sich in den typischen Symptomen von AHDS wie Unruhe, Probleme mit der Aufmerksamkeit und Impulsivität. – Diese Theorie ist keineswegs bewiesen und sie widerspricht sowohl der Wissenschaft als auch der Erfahrung, doch die meisten Experten scheinen daran festzuhalten.

Ursachen von ADHS

In meinem Buch *Bewegungen, die heilen* habe ich eine andere Erklärung für den Mangel an Transmittersubstanzen vorgestellt, der bei AHDS vorliegen kann. Kurz gesagt: Die Gene allein reichen für die Bildung von Transmittersubstanzen im Gehirn nicht aus. Das Gehirn braucht auch Stimulation durch die Sinne, um zu reifen und genügend Synapsen bilden zu können. [Synapsen = Kontaktstellen zwischen zwei Nervenzellen oder einer Nervenzelle und einer Muskelzelle; Anm. d. Übers.] Transmittersubstanzen werden von den Synapsen gebildet, und wenn es davon zu wenige gibt, dann mangelt es auch an Transmittern. Es gibt viele Beispiele dafür, wie sich körperliche Aktivitäten auf die genetische Expression der Zellen auswirken. Sind wir körperlich aktiv, werden Skelett, Bindegewebe und Muskeln von speziellen

Stammzellen ständig auf- bzw. ab- und umgebaut. Beim Skelett geschieht das durch Osteoblasten und Osteoklasten, beim Bindegewebe durch Fibroblasten und bei Muskelzellen durch Myoblasten. Werden wir bettlägerig, kehrt sich diese Entwicklung um und das Skelett, die Muskeln und das Bindegewebe werden wieder abgebaut.

Auf die gleiche Weise entwickeln sich die Gehirnzellen aus den im Hippocampus gelegenen Stammzellen. Das Gehirn eines Neugeborenen ist viel kleiner als das eines Erwachsenen und muss während der ersten Lebensjahre erheblich wachsen. Es ist außerdem überhaupt noch nicht ausgereift, lediglich der Hirnstamm funktioniert schon hinreichend. Bevor ein Mensch die Kontrolle über sein ganzes Gehirn übernehmen kann, müssen Netze zwischen den Gehirnzellen entstehen, indem sich von den Nervenzellen aus Zellfortsätze, sogenannte Dendriten, sowie neue Synapsen entwickeln. Zudem müssen die Nervenfasern eine isolierende Myelinschicht bilden. Diese Reifung des Gehirns vollzieht sich im Laufe der gesamten Kindheit, doch das allererste Jahr ist die wichtigste Zeit, hier werden die Grundlagen für die spätere Entwicklung gelegt. Schätzungen zufolge werden in jeder Lebensminute im Gehirn eines Neugeborenen mehr als vier Millionen neue Dendriten gebildet.

> Das Gehirn ist auf die Stimulation durch die Sinne angewiesen, um richtig wachsen und sich entwickeln zu können. Diese Stimulation erhält das Baby, wenn es von seinen Eltern gehalten oder geschaukelt wird oder indem es aufgrund eines angeborenen „Programms“ spontane rhythmische Bewegungen macht. So wird sein Gehirn durch den Gleichgewichtssinn, den Tast- sowie den Bewegungssinn stimuliert und die Anzahl der Synapsen und die Menge der Transmittersubstanzen im Gehirn nehmen zu.

Unzureichende motorische Stimulation im Säuglingsalter kann zu ADHS führen

Bei Kindern, die nicht genügend in dieser Weise stimuliert werden, wird die Reifung des Gehirns verzögert oder gehemmt. Das hat viele Konsequenzen, unter anderem auch einen Mangel an Transmittersubstanzen, der sich als Aufmerksamkeitsstörung mit oder ohne Hyperaktivität zeigen kann.

Meine alternative Erklärung für die Entstehung von ADHS wäre also die, dass die Symptome durch eine Verzögerung oder Verhinderung des Reifungsprozesses des Gehirns verursacht werden. Aus irgendeinem Grund hat das betreffende Kind zu wenig Stimulation erhalten (die zur Bildung neuer Dendriten und Synapsen geführt hätte).

Es gibt viele Umstände, die die motorische Entwicklung eines Kindes beeinträchtigen können, zum Beispiel: Frühgeburt, eine Schädigung des Gehirns während der Geburt, erbliche Faktoren, Impfungen, elektromagnetische Felder und Mikrowellen von Handys, Gluten-Sensitivität, Giftbelastungen oder Krankheiten. Wegen solcher Faktoren verpasst das Kind möglicherweise wichtige Schritte in seiner motorischen Entwicklung, die dadurch ebenso erschwert wird wie die Reifung seines Gehirns.

Wenn diejenigen, die dem Kind am nächsten stehen, nicht für genügend Stimulation sorgen, wenn es ohne taktile oder vestibuläre Reize bleibt oder gezwungen wird, seine Zeit in Kindersitzen zu verbringen (nicht nur im Auto), anstatt sich am Boden zu bewegen, dann kann das Gehirn ebenfalls nicht richtig reifen.

Die Bedeutung des Rhythmus in der motorischen Entwicklung des Babys

Die spontanen rhythmischen kindlichen Bewegungen stimulieren, organisieren und entwickeln das Gehirn des Babys durch Nervensignale aus den Sinnesorganen sowie durch schwache elektromagnetische Frequenzen. Sie sorgen für eine periodische, sich ständig verändernde Stimulation des Gehirns vonseiten des Gleichgewichtssinns, des Tastsinns sowie der Tiefensensibilität. [„Tiefensensibilität" – auch „propriozeptive Wahrnehmung" – bezeichnet die Wahrnehmung bestimmter Reize aus dem Körperinneren; Anm. d. Übers.] So können die optimal stimulierten Nervenzellen des Gehirns neue Synapsen bilden und die Bildung von Transmittersubstanzen erhöhen.

Auch der Informationsfluss im gesamten Energienetz des Körpers wird durch verschiedene Arten von Energien übertragen. Grundsätzlich ist Energie Schwingung in Form von Licht oder elektromagnetischer Energie, von Klang, von chemischer oder mechanischer elastischer Energie. Wird der Körper durch die rhythmischen kindlichen Bewegungen in Schwingung versetzt, werden schwache elektromagnetische Felder gebildet, die Informationen an alle Körperteile und besonders an das Nervensystem und das Gehirn übertragen.

Abhilfe mit dem rhythmischen Bewegungstraining

Wenn Babys sich nicht richtig bewegen können, werden bestimmte Areale ihres Gehirns ungenügend stimuliert; das kann zu Problemen mit der Motorik und der Aufmerksamkeit führen. Die Nervennetze, Synapsen und Transmittersubstanzen des Hirnstamms, des Kleinhirns, der Basalganglien, des limbischen Systems und des Neokortex entwickeln sich nicht richtig. Bei solchen Funktionsstörungen kann das rhythmische Bewegungstraining Abhilfe schaffen.

Dieses Training beruht auf den natürlichen Bewegungen des Säuglings. Die Übungen können in passiver und in aktiver Form ausgeführt werden und wirken stark stimulierend auf den Gleichgewichtssinn, die Tiefensensibilität und den Tastsinn, die wichtigsten Sinne, die das Gehirn dazu anregen, neue Zellen, neue Synapsen und Transmittersubstanzen zu bilden. Die Wirkungsweise des rhythmischen Bewegungstrainings besteht also darin, die Gehirnzellen in denjenigen Arealen zu stimulieren und zu entwickeln, die sich während der Säuglingszeit nicht richtig entwickeln konnten, oder jene Areale wieder funktionsfähig zu machen, die aufgrund von Gehirnschädigungen (zum Beispiel bei Parkinson, nach einem Schlaganfall oder bei Autismus) ihre Aktivität eingestellt haben.

Die rhythmischen Übungen stimulieren die Zellen des Kleinhirns und dessen Nervenbahnen zum präfrontalen Kortex; so verbessern sich auch Aufmerksamkeit und Konzentration, das impulsive Verhalten lässt nach. Das rhythmische Training stimuliert die Reifung der Basalganglien und die vermehrte Bildung der Transmittersubstanz Dopamin. Durch die Stimulation der Basalganglien werden die primitiven Reflexe integriert und die Haltungsreflexe können sich entwickeln; das wiederum führt zur Ausbildung der Motorik und macht es dem Kind leichter, den Grad seiner Aktivität zu steuern und sich auch einmal ruhig zu verhalten. (Näheres zu den Übungen des rhythmischen Bewegungstrainings: siehe Kapitel 11 und 12)

Ursachen von Hyperaktivität und Problemen mit der Aufmerksamkeit bei Autismus

Wie ich in diesem Buch bereits ausgeführt habe, werden typische autistische Symptome nicht so sehr durch ungenügende Stimulation, sondern durch einen Entzündungsprozess im Gehirn verursacht. Ausgedehnte Immunreaktionen in bestimmten Gehirnarealen, insbesondere im Kleinhirn, sind nachgewiesen worden. Diese werden durch Zytokine verursacht, die hauptsächlich im Darm gebildet werden und das Abwehrsystem im Gehirn aktivieren. In vielen Studien wurden Autoantikörper im Gehirn von Autisten nachgewiesen. Bei Autismus kann die Autoimmunreaktion durch verschiedene Faktoren ausgelöst werden, so zum Beispiel durch ein Leaky-Gut-Syndrom, durch Nahrungsmittel-Unverträglichkeiten, eine Schwermetallvergiftung, Virusinfektionen oder Impfungen.

Ein weiterer Grund für Entzündungsherde im Gehirn bei Autismus ist die bereits mehrfach erwähnte Akkumulation von Glutamat, weil GABA fehlt oder nicht aus Glutamat gebildet werden kann. Ist das der Fall, führt jegliche Art der Stimulation des Gehirns – sei es durch emotionalen Stress, zu viele Eindrücke, körperliche Aktivität oder eine Peptideinschleusung ins Gehirn aufgrund des *Leaky Gut* – dazu, dass die Neuronen unablässig weiterfeuern, weil eben die Bildung von GABA nicht funktioniert. Dadurch kommt es bei autistischen Kindern zu Hyperaktivität und autostimulativem Verhalten. Typisch ist für diese Kinder auch, dass sie nach den rhythmischen Bewegungsübungen nur schwer wieder zur Ruhe kommen, wie das bei anderen Kindern normalerweise der Fall ist.

Der Furcht-Lähmungs- und der Moro-Reflex sind bei Autisten meistens aktiv und verursachen ein Missverhältnis zwischen dem sympathischen und dem parasympathischen Nervensystem, wobei der Sympathikus überwiegt. Das führt zur Überempfindlichkeit gegenüber Geräuschen, Licht, visuellen Eindrücken, Berührung, vestibulärer Stimulation, Geruch, Geschmack sowie zu Symptomen wie Stress bei Augenkontakt, einer geringen Stresstoleranz, Angst vor Dunkelheit, einer Veranlagung zur Reisekrankheit und einem schwach ausgeprägten Gleichgewichtssinn. Das ist ein weiterer Grund dafür, warum rhythmische Übungen, die den Gleichgewichtssinn mit einbeziehen, eine Herausforderung für autistische Kinder darstellen können; oft reagieren sie darauf mit Übelkeit und Benommenheit oder versuchen, sich diesen Übungen zu entziehen.

Ähnliche Mechanismen bei Autismus und ADHS

Es kann noch andere Ursachen für Aufmerksamkeits- und Hyperaktivitätsprobleme bei ADHS geben als die eben beschriebene ungenügende Stimulation des Gehirns im Säuglingsalter. Ähnliche Mechanismen, wie sie zu Autismus führen, können auch bei ADHS-Kindern vorliegen, die ja ebenfalls durch Impfungen, Schwermetalle und elektromagnetische Felder belastet werden, aber nicht so empfindlich sind wie ihre autistischen Altersgenossen. Nahrungsmittel-Unverträglichkeiten, ein *Leaky Gut* und die Akkumulation von Glutamat sind manchmal wichtige Ursachen von Aufmerksamkeits- und Hyperaktivitätsproblemen.

Nach Angaben der amerikanischen Umweltschutzbehörde werden grob geschätzt 630 000 der vier Millionen Babys, die dort jedes Jahr geboren werden, bereits im Mutterleib mit gefährlichen Quecksilbermengen belastet. Diese Zahl deckt sich mit den aktuellen Informationen der CDC (Zentren für Krankheitskontrolle und Prävention in den USA), die besagen, dass bei 15 Prozent der amerikanischen Kinder eine Entwicklungsstörung des Nervensystems (darunter auch Autismus und ADHS) diagnostiziert worden sei.[1] Quecksilber beeinträchtigt die neurologische Entwicklung und wirkt sich auf die Denkfähigkeit, das Gedächtnis und die Aufmerksamkeit aus. Bekannt ist auch, dass es das Immunsystem schädigt und ein *Leaky Gut* verursacht, was zusätzlichen Stress für das Immunsystem bedeutet.

Nahrungsmittel-Unverträglichkeiten bei ADHS

Nach meiner Erfahrung mit vielen Kindern, deren typische Symptome ich gesehen und deren Anamnesen ich aufgenommen habe, ist eine Kasein-Unverträglichkeit bei ADHS ziemlich häufig. Viele von ihnen litten unter den Drei-Monats-Koliken und hatten als Säuglinge Fütterungs- und Schlafprobleme. Wiederholte Mittelohrentzündungen in der frühen Kindheit sind typisch und es gibt sogar Studien, aus denen hervorgeht, dass das Hyperaktivitätsrisiko umso größer ist, je mehr Mittelohrentzündungen das Kind im frühen Lebensalter hatte. Häufige Symptome einer Kasein-Unverträglichkeit sind Allergien, Asthma, Verdauungsprobleme wie Verstopfung, Blähungen, Magenschmerzen und manchmal weiche Stühle. Hyperaktivität und Wutausbrüche sind ebenfalls sehr häufig, ebenso wie das suchtartige Verlangen nach den kaseinhaltigen Milch- und Milchprodukten.

Zu einer Kasein-Unverträglichkeit kommt es meist in der frühen Kindheit, oft bei Kindern, die nicht gestillt, sondern mit Flaschennahrung gefüttert werden. Anders als die Kasein-Unverträglichkeit kann sich eine Gluten-Sensitivität oder eine Zöliakie in jedem Alter entwickeln. In manchen Fällen beginnt sie schon, sobald das Kind Getreide zu essen bekommt, doch ich habe auch viele Kinder und Jugendliche gesehen, die erst später davon betroffen waren. In den Fällen, die ich kenne, besteht meist auch eine Kasein-Unverträglichkeit aufgrund einer gestörten Darmfunktion. Nach meiner Erfahrung führt Gluten-Sensitivität bei Kindern oft zu ADHS und verschiedenen psychischen Symptomen wie Zwangsverhalten, Tics und Phobien. Eine der wissenschaftlichen Studien ergab, dass Kinder mit einer klinisch stummen Zöliakie ohne Darmsymptome unter Verhaltensstörungen mit Tendenzen zu Depressionen, Reizbarkeit und schlechten schulischen Leistungen litten.[2]

Gluten-Sensitivität und Zöliakie können durch Impfungen und Virusinfektionen ausgelöst werden oder sich ohne ersichtlichen Grund entwickeln. Ich haben einen Jungen mit Kasein-Unverträglichkeit (aber ohne offenkundige psychische Symptome) erlebt, der akut typische Symptome entwickelte, die auf eine Zöliakie hindeuteten, mit schwerer *Dermatitis herpetiformis*, einer chronisch verlaufenden Hauterkrankung, sowie einer Unverträglichkeit gegenüber Phenolen und Lektinen, aber ohne Darmsymptome. Er litt auch unter großer Müdigkeit, war depressiv und reizbar, was sich durch eine entsprechende Ernährung innerhalb weniger Wochen besserte – nicht aber die Dermatitis.

Gluten-Sensitivität und Zöliakie werden von den Ärzten oft übersehen, da viele Kinder dabei keine abdominalen Symptome haben.

Zwangsverhalten, Tics und andere übersteigerte emotionale Reaktionen auf RMT

Emotionale Reaktionen während des rhythmischen Bewegungstrainings (RMT) kommen – wie ich bereits in meinem Buch *Bewegungen, die heilen* erklärte – häufig vor. Solche Reaktionen werden durch Stimulation und Reifung des limbischen Systems und durch Muskelentspannung verursacht. Manchmal haben Kinder mit ADHS unverhältnismäßig heftige Reaktionen: mit schwerer Aggressivität, Wutanfällen, Stimmungsschwankungen, Angst- und Panikattacken, Zwangsverhalten oder Tics. Solche Symptome weisen auf einen Entzündungsprozess im Gehirn aufgrund einer Akkumulation von Glutamat hin, um den man sich kümmern muss. Eine Nahrungsmittel-Unverträglichkeit ist der Hauptgrund dafür und diese muss behandelt werden. Selbst wenn sich in den Bluttests keine Anzeichen auf Kasein- oder Gluten-Unverträglichkeit zeigen, sollten Gluten, Kasein und Soja versuchsweise gemieden werden. Liegt es nur am Kasein, bessern sich die Symptome meist nach ein paar Wochen. Ist Gluten das Problem, kann es drei Monate oder länger dauern, bis man eine Besserung feststellt. In der Zwischenzeit sollte man die rhythmischen Übungen reduzieren.

Nach meiner Erfahrung haben Kinder, die unter Zwangsverhalten und Tics leiden, auch Nahrungsmittel-Unverträglichkeiten. Das erklärt, warum sich solche Symptome während des rhythmischen Bewegungstrainings oft verschlechtern, wenn das Kindes nicht auf die richtige Ernährung umgestellt ist. Unverträgliche Nahrungsmittel und die schon mehrfach erwähnten Entzündungsherde durch zu viel Glutamat führen in vielen Fällen auch zu Panikstörungen.

Der Furcht-Lähmungs-Reflex, elektromagnetische Felder und Nahrungsmittel-Unverträglichkeiten

Der Furcht-Lähmungs-Reflex ist ein früher Rückzugsreflex, der bereits in der sechsten Woche nach der Empfängnis auftritt. Er ist kein primitiver Reflex, da weder die Sinne noch das Nervensystem weit genug entwickelt sind, um ein Reflexmuster zu erzeugen. Stattdessen entsteht das Reflexmuster durch direkte Übertragung von Informationen zwischen den Zellen, insbesondere durch elektromagnetische Frequenzen. Bleibt der Furcht-Lähmungs-Reflex aktiv, wird der Moro-Reflex meist nicht integriert.

Die Symptome eines aktiven Furcht-Lähmungs-Reflexes zeigen sich in Form von Stress bei Augenkontakt, geringe Stresstoleranz, Überempfindlichkeit gegenüber Geräuschen, Licht, visuellen Eindrücken sowie Berührung, Geruch und Geschmack. Es kommt oft zu schweren Gleichgewichtsstörungen, einer Veranlagung zur Reisekrankheit und einem schwach ausgeprägten Gleichgewichtssinn.

Viele Symptome bei ADHS und Leseschwierigkeiten gehen häufig auf einen aktiven Furcht-Lähmungs-Reflex zurück. Wegen ihrer geringen Stresstoleranz und ihrer Überempfindlichkeit gegenüber Sinnesreizen sind ADHS-Kinder leicht störbar und haben Probleme mit der Aufmerksamkeit, sie sind unruhig und manchmal hyperaktiv. Da sie ständig unter Stress stehen, werden auch der präfrontale Kortex und die sogenannten Exekutivfunktionen gehemmt; das erschwert oder verhindert es, dass das Kind sich auf geistige Arbeit konzentrieren und sein Wissen optimal einsetzen kann.

Ein aktiver Furcht-Lähmungs-Reflex blockiert auch die Akkommodation (die dynamische Anpassung der „Scharfstellung“ der Augen, je nach Entfernung des Objekts) und führt zu einer Lichtempfindlichkeit; das macht das Lesen für Kinder mit Leseschwierigkeiten zu einer großen Herausforderung.

Dieser Reflex ist eine Zellreaktion auf Stress und jederzeit durch übermäßigen Stress aus dem Umfeld auslösbar, selbst wenn er im Mutterleib integriert wurde. Er kann nur integriert werden, wenn man sich um die Stressursache kümmert – zum Beispiel elektromagnetische Felder, Nahrungsmittel-Unverträglichkeiten, Schwermetalle und emotionale Belastungen. Bei ADHS und ADH sind Elektrostress und Nahrungsmittel-Unverträglichkeiten meist die wichtigsten Faktoren.

Fallbeispiele

Ein zwölfjähriges Mädchen suchte mich wegen Problemen mit dem Lesen auf. Es begann mit den rhythmischen Bewegungsübungen, mochte aber nach ein paar Monaten nicht mehr weitermachen. Nach einem Jahr kam es wieder, diesmal mit ernsten Problemen in Mathematik, und mit dem Lesen und Schreiben hatte es auch immer noch Schwierigkeiten. Es war nicht in der Lage, die einfachsten Kopfrechenaufgaben zu lösen. Ich stellte fest, dass es unter starkem Stress stand und sehr weite Pupillen hatte – sein Furcht-Lähmungs-Reflex war aktiv. Ich fragte das Mädchen nach Elektrostress und da stellte sich heraus, dass es bei ihm zu Hause drei schnurlose Telefone gab, eines davon in dem Zimmer, in dem es schlief. Außerdem verschickte das Mädchen täglich zwanzig bis dreißig SMS mit seinem Handy.

Ich riet dem Vater, die schnurlosen Telefone auszutauschen, und empfahl dem Mädchen, die Handynutzung einzuschränken und weniger SMS zu verschicken. Außerdem zeigte ich ihm einige Übungen für den Furcht-Lähmungs-Reflex. Als es nach vier Monaten wiederkam, erzählte es mir, dass die Familie sich an meine Ratschläge gehalten, dass es aber keine Übungen gemacht habe. Allein durch die Verringerung der Strahlenbelastung hatte das Mädchen sich jedoch völlig verändert. Seine Pupillen waren normal, es stand nicht mehr unter Stress und sein Furcht-Lähmungs-Reflex war integriert. Es hatte noch einige Probleme in Mathematik, aber im Schreiben und Lesen war es sehr viel besser geworden und es wurde von der Schule sogar als diejenige Schülerin ausgezeichnet, die die größten Fortschritte im Fach Schwedisch gemacht hatte.

*

Ein neunjähriges Mädchen suchte mich wegen Schwierigkeiten beim Lesen und wegen schwerer Probleme mit dem Sehen auf, die immer dann auftraten, wenn es mehr als ein paar Seiten las. Es hatte keine Nahrungsmittel-Unverträglichkeiten, der Furcht-Lähmungs- und der Moro-Reflex waren bei ihm integriert und es reagierte auch nicht überempfindlich auf Sinneseindrücke. Bei ihm gab es schwere Akkommodationsprobleme und es musste sich lange mit den rhythmischen Übungen abmühen, bevor sich seine Lesekompetenz besserte. Schließlich konnte das Mädchen zehn Seiten problemlos lesen.

Als es danach das nächste Mal kam, konnte es überhaupt nicht lesen, denn die Buchstaben tanzten und verschwammen vor seinen Augen und Sehprobleme traten sofort auf, sobald es zu lesen begann. Ich überprüfte den Furcht-Lähmungs-Reflex, der diesmal aktiv war; außerdem war es gegenüber Licht und visuellen Reizen sehr empfindlich geworden. Ich fragte das Mädchen, was denn inzwischen geschehen sei, und es stellte sich heraus, dass seine Mutter für die Familie ein I-Phone der neuesten Generation angeschafft hatte und das Mädchen damit täglich eine Stunde lang im Internet unterwegs gewesen war. Ich zeigte ihm einige Übungen für den Furcht-Lähmungs-Reflex und seine Mutter versprach, das I-Phone wegzuschließen.

Beim nächsten Termin hatte sich die Lesekompetenz wieder gebessert und das Mädchen war weniger lichtempfindlich. Doch bald danach begann es über Bauchschmerzen und Blähungen zu klagen. Ich testete auf Nahrungsmittel-Unverträglichkeiten und dabei stellte sich heraus, dass das Kind glutensensitiv geworden war. Nachdem es auf eine gluten-, kasein- und sojafreie Ernährung umgestellt worden war, besserten sich die abdominalen Symptome sowie die Akkommodationsprobleme und die Lichtempfindlichkeit. Außer den elektromagnetischen Feldern gab es keine anderen offensichtlichen Gründe (wie Infektionen oder Impfungen), die zu der Gluten-Sensitivität hätten führen können.

Kapitel 11

Das rhythmische Bewegungstraining – Selbsthilfe bei Autismus und ADHS

Wie bereits ausgeführt, werden die autistischen Symptome durch Schädigung des Gehirns infolge von Entzündungsherden verursacht; diese Schädigung hat möglicherweise bereits eingesetzt, bevor das Gehirn sich überhaupt voll entwickeln konnte. Das Baby hat sich aber vielleicht auch während der ersten ein oder zwei Jahre mehr oder weniger normal entwickelt, bevor es zu einem Entzündungsprozess kam. Zweck des rhythmischen Bewegungstrainings (RMT) bei Autismus ist es, diejenigen Areale des Gehirns zur Entfaltung zu bringen, die sich nicht richtig entwickelt haben, bevor sie geschädigt wurden, oder diejenigen wiederherzustellen, die später Schaden genommen haben.

Die Übungen können ihre Wirkung allerdings erst entfalten, wenn der Entzündungsprozess im Gehirn eingedämmt ist. Dazu muss zunächst der Verdauungstrakt wieder besser funktionieren. Sonst gelangen Toxine, Peptide und Allergene weiterhin aus dem Darm durch die Blut-Hirn-Schranke ins Gehirn und richten durch entzündliche und toxische Reaktionen weiterhin Schäden an. In solchen Fällen könnte es durch die rhythmischen Übungen dazu kommen, dass sich Glutamat von selbst akkumuliert, autostimulatives Verhalten auslöst und weitere Gehirnschädigungen entstehen. Können Glutamatakkumulation und Entzündungsherde im Gehirn jedoch vorher eingedämmt werden, bestehen gute Chancen, dass die Funktionen des Hirnstamms, des Kleinhirns, der Basalganglien, des limbischen Systems und des Neokortex durch das rhythmische Bewegungstraining verbessert werden.

Ich habe bereits dargelegt, dass die Gehirnnerven des Babys durch periodische Stimulation aufgrund der spontanen rhythmischen Bewegungen in höchstem Maße zur Bildung neuer Synapsen und Transmittersubstanzen angeregt werden. Dafür und für die Ausheilung des Gehirns ist die Beherrschung dieser Übungen Voraussetzung. Aufgrund der Schädigung des Kleinhirns mangelt es bei Autisten aber mehr oder weniger deutlich an der Fähigkeit, einfache rhythmische Übungen auszuführen. Bei Kindern mit schwereren autistischen Symptomen ist diese Unfähigkeit am auffälligsten, während Kinder mit Asperger-Syndrom sie in vielen Fällen recht gut ausführen können.

Deshalb sind die folgenden Ausführungshinweise für die rhythmischen Übungen in erster Linie auf Kinder mit schweren autistischen Symptomen ausgerichtet. Diese Kinder kommen bei manchen Übungen charakteristischerweise völlig aus dem Rhythmus; das deutet dann auf eine ausgedehnte Kleinhirnschädigung hin. Wenn man mit autistischen Kindern arbeitet, sollte man ihnen also zuallererst beibringen, die Übungen rhythmisch auszuführen. Das kann eine gewisse Zeit in Anspruch nehmen und in dieser Zeit sollte vorzugsweise mit den *passiven* und *einfachsten* der im Folgenden beschriebenen Übungen gearbeitet werden. Erst wenn das Kind die *einfachen* Übungen beherrscht, sind die Voraussetzungen für die komplizierteren gegeben.

Das passive Schaukeln und der Hirnstamm

Das passive Schaukeln von den Füßen oder den Knien aus oder in der Embryonalstellung stimuliert das retikulare Aktivierungssystem des Hirnstamms. [Mit „passiver" Ausführung der Übungen ist hier gemeint, dass *eine andere Person* das Kind in der jeweils beschriebenen Weise bewegt, während „aktive" Ausführung bedeutet, dass das Kind sich *eigenständig*, von sich aus bewegt. Anm. d. Verlags] Manchmal funktionieren diese Übungen ausgezeichnet und beruhigen und entspannen das Kind. Es kommt jedoch recht häufig vor, dass es dadurch in einen Zustand der Übererregung versetzt wird und mit Unruhe und Hyperaktivität reagiert. Das gilt auch für Kinder mit ADH und ADHS.

Der Grund dafür ist, dass der Hirnstamm die aus dem Tast- und dem Gleichgewichtssinn sowie aus der Tiefensensibilität stammende Stimulation nicht regulieren kann. Sie ist übermäßig stark, wenn sie den Kortex erreicht, und aktiviert dort die Glutamatrezeptoren. Kann das stimulierende Glutamat nicht in hemmendes GABA umgewandelt werden, wird das Kind bald unruhig, beginnt, sich zu drehen und zu winden, und versucht, sich den Übungen zu entziehen. Das Gleiche gilt auch bei einer Glutamatakkumulation aufgrund der Unverträglichkeit von Gluten, Milch und Milchprodukten.

Damit es beim rhythmischen Bewegungstraining mit autistischen Kinder dazu und zu autostimulativem Verhalten gar nicht erst kommt, muss die Glutamatakkumulation vorab durch die Umstellung auf eine entsprechende Ernährung reduziert und der Darm wieder in Ordnung gebracht werden, wie ich es bereits erklärt habe. In vielen Fällen kann man erst danach richtig mit den Übungen beginnen; Sie können vorher aber schon sehr behutsam *passive* rhythmische Übungen mit dem Kind machen, diese nur ein paar Mal wiederholen und sie dann allmählich steigern; doch Sie sollten dabei immer darauf achten, dass das Kind nicht zu stark stimuliert wird. Bei einer starken Empfindlichkeit des Gleichgewichtsorgans sollte man am Anfang auf diejenigen passiven Übungen verzichten, die den *Kopf* mit einbeziehen. So kann man dafür sorgen, dass das Kind ruhig und entspannt bleibt und nicht überstimuliert wird; mit der Zeit verträgt es dann die passiven Übungen besser. Der Grund dafür könnte sein, dass die Übungen die Regulierungsfähigkeit des Hirnstamms verbessern und möglicherweise auch die Bildung von GABA in den Purkinje-Zellen des Kleinhirns anregen.

Das rhythmische Bewegungstraining und das Kleinhirn

Fast alle autistischen Kinder haben mehr oder weniger offenkundige Schwierigkeiten mit dem Ausführen einfacher rhythmischer Übungen. Dies gilt auch für Kinder mit ADH und ADHS und ganz besonders für solche mit einer verzögerten Sprachentwicklung. Diese Schwierigkeiten weisen auf eine Kleinhirnschädigung hin.

Wie erwähnt wurde durch Studien nachgewiesen, dass eine Schädigung des Kleinhirns bei Autisten sehr häufig vorkommt. Insbesondere *aktive* rhythmische Übungen stimulieren die Nervenzellen des Kleinhirns und verbessern die rhythmische und die motorische Koordination. Anfangs braucht das Kind in der Regel Unterstützung, bevor es lernen kann, sie alleine, also *aktiv*, auszuführen.

Die rhythmischen Bewegungen des Säuglings, das Kleinhirn und die Sprache

Im Alter zwischen sechs und zwölf Monaten entwickelt sich das Kleinhirn in Abhängigkeit von der Stimulation, die es durch die spontanen rhythmischen Bewegungen des Säuglings bekommt, und nimmt erheblich an Größe zu. Eine normale Entwicklung des Kleinhirns ist für die Sprachentwicklung entscheidend. Kinder mit einer Zerebralparese, die sich praktisch überhaupt nicht bewegen können, lernen auch nicht sprechen. Beginnen diese Kinder, ihre Motorik mithilfe von RMT zu verbessern, und lernen sie, sich durch Robben und Krabbeln am Boden fortzubewegen, kommt auch die Sprachentwicklung voran. Bereits bei den passiven rhythmischen Bewegungen, die Sie mit ihnen machen, werden Sie feststellen, dass sie zu „plappern" beginnen. Bei diesen Kindern besteht keine Primärschädigung des Kleinhirns, die Funktionsstörung wird vielmehr durch ungenügende Stimulation und persistierende Reflexe verursacht und wirkt sich auf die Artikulation aus.

Im Kleinhirn ist der *Nucleus dentatus* lokalisiert, der größte Kleinhirnkern, der für das Sprechvermögen sehr wichtig ist. Von diesem Kern zieht ein dickes Nervenbündel zum Broca-Zentrum, dem Sprachareal im linken Frontallappen, das für das Sprechen ausschlaggebend ist. Sprechenlernen hängt davon ab, dass das Kleinhirn durch Bewegung genügend stimuliert wird; darauf weist der Zusammenhang zwischen Bewegung und Sprachentwicklung bei einer Zentralparese hin.

Wissenschaftliche Studien haben gezeigt, dass das gesamte Kleinhirn und der *Nucleus dentatus* bei autistischen Kinder kleiner sind als bei nichtautistischen. Bei Autisten ist nicht die ungenügende motorische Stimulation die Ursache der ungenügenden Entwicklung des Kleinhirns. Bei vielen autistischen Kindern hat sich die Motorik in den ersten beiden Lebensjahren normal entwickelt und dann setzte eine Regression von Sprache, Motorik und emotionalem Ausdruck ein. Wie bereits festgestellt, wird bei Autismus das Kleinhirn durch entzündliche und toxische Reaktionen geschädigt. Insbesondere die Purkinje-Zellen des Kleinhirns sind davon betroffen. Da ihre Transmittersubstanz GABA ist, kommt es durch das Absterben dieser Zellen zu einer Verminderung von GABA und zu einer Erhöhung und in der Folge einer Akkumulation von Glutamat.

Häufige Sprachstörungen bei Autismus

Autistische Kinder beginnen oft erst spät, zu sprechen. Manchmal beginnen sie zwar normal, doch dann verstummen sie irgendwann im Alter zwischen 1 und 3 Jahren. Viele autistische Kinder machen gar keine Sprachentwicklung durch. Und wenn sie zu sprechen beginnen, haben sie lange Zeit einen begrenzten Wortschatz, äußern sich in Zwei- oder Dreiwortsätzen und verwenden keine Pronomina wie ich, mein, meiner, du, dein, deiner. Manchmal haben sie schwere Artikulationsprobleme. Zudem sind autistische Kinder meist nicht daran interessiert, Sprache als Kommunikationsmittel oder zur Äußerung ihrer Bedürfnisse oder Wünsche einzusetzen. Manche von ihnen haben auch Probleme mit dem Sprachverständnis. Es bereitet ihnen möglicherweise Schwierigkeiten, einfache Anweisungen und Erklärungen zu verstehen oder einer Geschichte zu folgen. (Ähnliches kann man auch bei Kindern mit Sprachstörungen oder einer verzögerten Sprachentwicklung, aber ohne offenkundige autistische Symptome, beobachten.)

Meist ist das rhythmische Bewegungstraining zur Verbesserung der Sprachkompetenz sehr wirksam. Ein Mechanismus, der dies möglicherweise erklärt, ist die Stimulation der Purkinje-Zellen des Kleinhirns, die zur Bildung von mehr GABA führt. Über das Kleinhirn werden die Sprachzentren der linken Gehirnhälfte stimuliert. Vorausgesetzt, das Kleinhirn ist nicht durch Toxizität oder Entzündungsprozesse übermäßig unter Stress, werden Sprechvermögen und Sprachverständnis durch RMT in der Regel verbessert. Bei manchen autistischen Kindern besteht allerdings auch eine Schädigung der Sprachzentren im Neokortex; in diesen Fällen geht die Verbesserung der Sprechfähigkeit langsamer vonstatten.

Oft ist es sinnvoll, passive und aktive rhythmische Bewegungen mit dem Rhythmus von Kinderreimen oder Liedern zu unterstützen. Werden die Sprachzentren des Neokortex durch die *Übungen* aktiviert, so werden durch das *Lied* oder den *Kinderreim* gleichzeitig auch Sprachverständnis und Sprechfähigkeit stimuliert. Hier muss man erspüren können, was dem Kind gefällt. Die meisten autistischen Kinder sind sehr auf Rituale fixiert und wollen meist dieselben Lieder und Reime wiederholen, wenn sie die Übungen machen. Mit Kindern, die einer Geschichte folgen oder Fantasiespiele machen können, kann man das Training mit Spielen wie „Zugfahren“ oder etwas anderem, was sie gerne machen, kombinieren.

Rhythmische Bewegungen zur Stimulierung des Kleinhirns

Passive Bewegungen

Im Folgenden stelle ich Ihnen einen Teil der Übungen vor. Wir beginnen mit *passiven* Bewegungen. Wie bereits festgestellt, sind autistische Kinder ausgesprochen hypersensibel und werden durch die rhythmischen Übungen leicht überstimuliert. Wichtig ist, dass Sie sehr sanft beginnen, mit nur wenigen

Wiederholungen arbeiten und sie ganz allmählich steigern. Wenn sich das Kind steif macht, unruhig oder hyperaktiv wird, sollten Sie mit der Stimulation aufhören oder eine Pause machen. Ist der Gleichgewichtssinn sehr empfindlich, sollten Sie Übungen vermeiden, an denen der Kopf beteiligt ist, zum Beispiel das „Schaukeln" von den Füßen oder von den Knien aus, und es stattdessen mit dem passiven Rollen des Gesäßes versuchen oder den „Scheibenwischer" machen. Manchmal reicht es auch schon aus, das Kind am Anfang vorsichtig zu wiegen, wenn es schläft.

In Rückenlage: Passive Stimulation von den Füßen aus

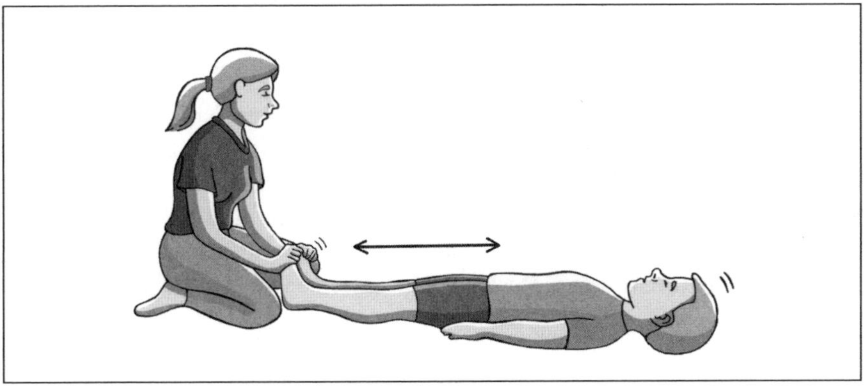

Umfassen Sie die Fußballen des Kindes mit festem Griff und „schaukeln" Sie seinen Körper in Längsrichtung. [Schaukeln ist hier gemeint im Sinne von wiegen, sanft hin- und herschieben; Anm. d. Übers.] Probieren Sie verschiedene Geschwindigkeiten aus und beobachten Sie, wann sich am ehesten eine gleichmäßige, lockere Schaukelbewegung einstellt; sie sollte nicht ruckartig und mühsam sein. Schaukeln Sie anfangs nur ein paar Mal und steigern Sie die Dauer der Übung allmählich. Hören Sie auf, wenn das Kind Anzeichen einer Überstimulierung zeigt, sich zum Beispiel steif macht, hyperaktiv wird oder sich entziehen will. Selbst wenn es sich während der Übung beruhigt und entspannt, sollten Sie darauf achten, dass es nicht zu einem autostimulativen Verhalten kommt, wenn Sie fertig sind; das wäre ein Zeichen dafür, dass es überstimuliert ist. Schaukeln Sie dann beim nächsten Mal weniger.

In Rückenlage: Passive Stimulation von den Knien aus

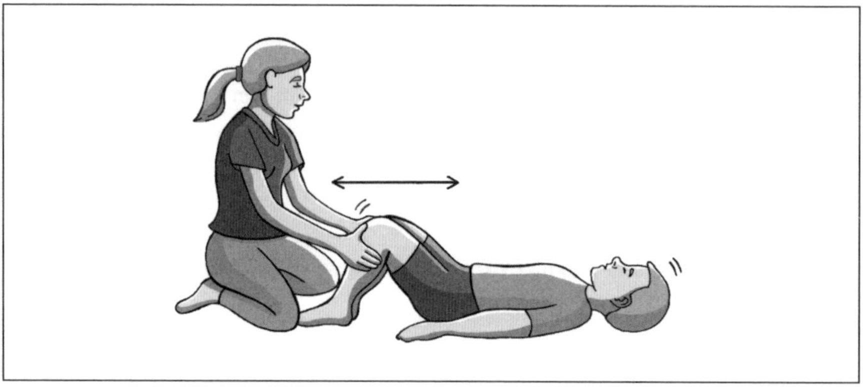

Versuchen Sie, entweder durch Umfassen der Beine in Kniehöhe oder der Waden unterhalb der Knie (mit gestreckten Fingern) in eine fließende rhythmische Bewegung zu kommen (Schieben und Ziehen). Beenden Sie die Übung sofort, wenn das Kind Anzeichen einer Überstimulierung zeigt.

In der Embryonalstellung: Passive Stimulation von der Hüfte aus

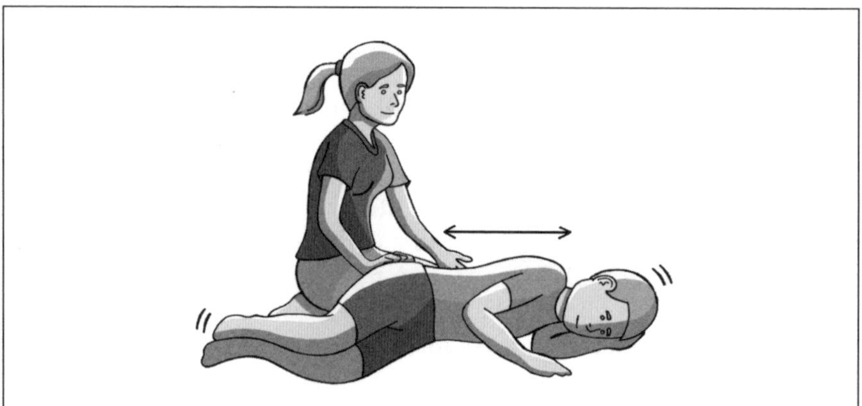

Das Kind liegt mit gebeugten Knien und geradem Oberkörper auf der Seite. Legen Sie ihm gegebenenfalls ein Kissen unter den Kopf. Legen Sie eine Hand auf das Sitzbein und schieben Sie in Richtung der Wirbelsäule. Gibt es eine Instabilität in der Taillenregion und bewegt sich der Oberkörper von einer Seite zur anderen, dann legen Sie zur Stabilisierung eine Hand auf die Schulter.

In Rückenlage: Passive Stimulation von der Brust aus

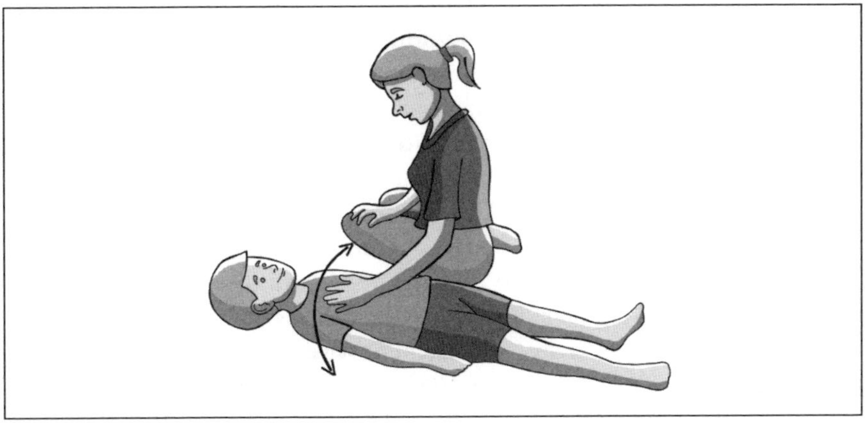

Das Kind liegt auf dem Rücken, die Arme links und rechts neben dem Körper. Legen Sie Ihre Hand auf eine Seite des Brustkorbs und schaukeln Sie es sanft hin und her.

In Bauchlage: Passives Rollen des Gesäßes

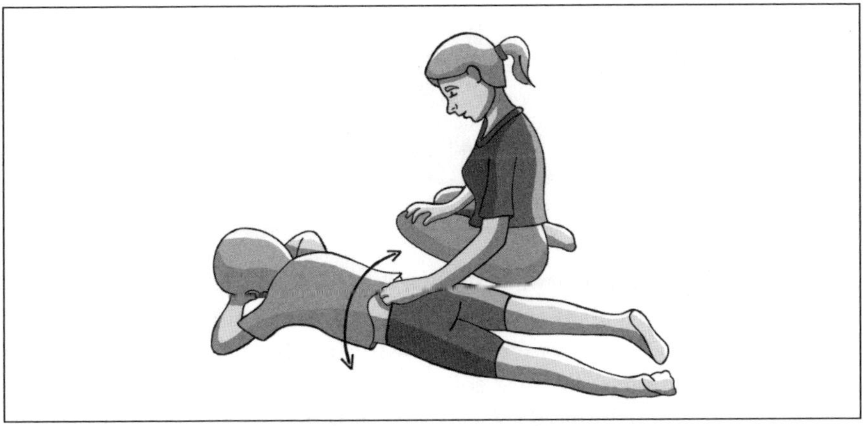

Das Kind liegt auf dem Bauch, die Stirn auf den Händen. Legen Sie eine Hand auf den Hosenbund und rollen Sie den Körper sanft von einer Seite zur anderen.

Aktive Bewegungen

Im Gegensatz zu den meisten nichtautistischen Kindern tun sich autistische normalerweise sehr schwer mit rhythmischen Übungen oder können sie überhaupt nicht ausführen. In vielen Fällen scheint die Fähigkeit zur rhythmischen Bewegung verloren gegangen zu sein. (ADHS-Kinder haben bei solchen Übungen eventuell Probleme mit dem Rhythmus, aber sie können sie ausführen.) Ein weiteres Merkmal vieler autistischer Kinder ist, dass sie ihre Körperbewegungen nicht mehr koordinieren können und daher noch größere Schwierigkeiten haben, einfache rhythmische Bewegungen auszuführen, die Säuglinge ganz spontan machen. Der Grad dieser Schwierigkeiten spiegelt das Ausmaß der Schädigung im Kleinhirn wider. Lernt das Kind, die rhythmischen Übungen selbst zu machen, wird das Kleinhirn stimuliert, kann ausheilen, neue Nervenverbindungen knüpfen und neue Nervenzellen bilden. Anfangs braucht das Kind vielleicht noch Hilfe bei der Durchführung der folgenden Übungen, doch allmählich wird es lernen, sie alleine zu machen.

In Rückenlage: Drehen der Beine – der „Scheibenwischer"

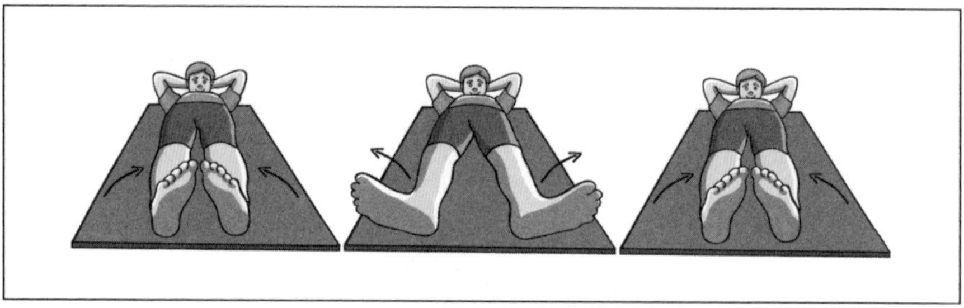

Sie können dem Kind helfen, seine Beine zu drehen, indem Sie sie knapp über den Knöcheln halten und mehrmals auswärts- und einwärtsdrehen, sodass die großen Zehen einander in der Mitte berühren. Die Bewegung sollte aus der Hüfte kommen, die Füße sollten nicht daran beteiligt sein. Bitten Sie das Kind dann, die Übung aktiv alleine zu machen. Wenn das Kind sie ein paar Mal selbst machen kann, wechseln Sie ab zwischen aktiver und passiver Ausführung. Damit der Rhythmus nicht verloren geht, können Sie laut mitzählen, rhythmisch singen oder Kinderreime sprechen.

In Bauchlage: Rollen des Gesäßes von einer Seite zur anderen

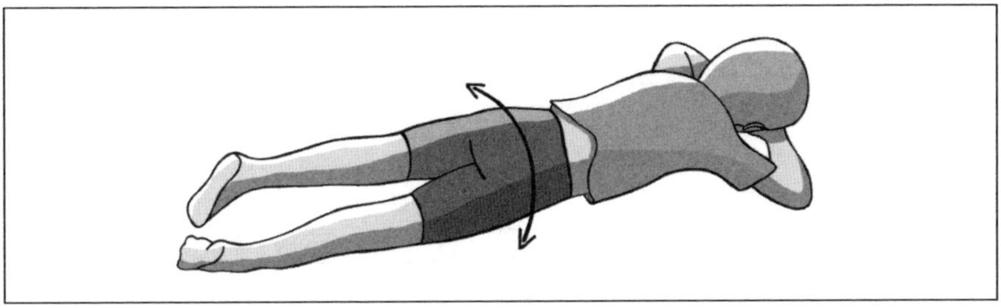

Das Kind liegt auf dem Bauch, die Stirn ruht auf den Händen und es rollt sein Gesäß von einer Seite zu anderen. Hat es Schwierigkeiten, diese Übung in Gang zu setzen – was bei autistischen Kindern meistens der Fall ist –, können Sie es unterstützen, indem Sie von der Hüfte oder vom Hosenbund aus rhythmisch schieben. Wenn das Kind die Übung ein paar Mal selbst machen kann, wechseln Sie sich ab – ein paar Mal aktiv, ein paar Mal passiv. Damit der Rhythmus nicht verloren geht, können Sie laut mitzählen, rhythmisch singen oder Kinderreime sprechen.

In Rückenlage: Auf und ab gleiten

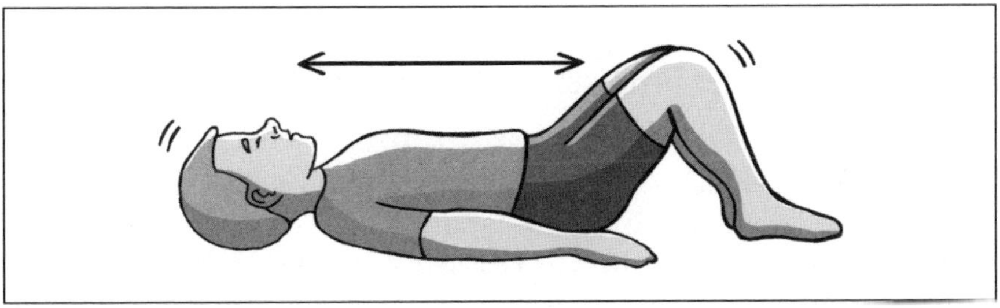

Das Kind liegt in derselben Position wie bei der zweiten Übung auf dem Rücken und macht dieselbe Bewegung, indem es sich selbst rhythmisch auf und ab schiebt, von den Füßen oder von den Knien aus. Diese Bewegung erfordert ein gewisses Maß an Koordination und ist daher für autistische Kinder sehr schwierig. Auch bei aktivem spinalem Galantreflex stellt sie eine Herausforderung dar. In diesem Fall können Sie das Kind unterstützen, indem Sie von den Knien aus rhythmisch schieben, bis es die Bewegung selbst machen kann; vielleicht genügen auch leichte rhythmische Berührungen an den Knien.

Kapitel 12

Das rhythmische Bewegungstraining und die Emotionen

Im Gegensatz zu den Reptilien kümmern sich Säugetiere um ihren Nachwuchs. Laut Paul MacLean [1913–2007, amerikanischer Gehirnforscher; Anm. d. Übers.] steuert ein Teil des limbischen Systems, der *Lobus cinguli*, die Fähigkeit der Mutter zur Fürsorge für ihre Jungen, aber auch das Spiel. Wird dieser Teil des Gehirns bei Ratten entfernt, beginnen sie, sich wie Reptilien zu verhalten. Die Mütter kümmern sich nicht um ihre Kleinen und diese hören auf zu spielen. Das passiert auch, wenn man Rhesusaffen oder Ratten Morphin verabreicht.

Die Bedeutung des limbischen Systems für Spielen und Lernen

Der *Lobus cinguli* enthält sehr viele Morphinrezeptoren. Die im Darm autistischer Kinder gebildeten Exorphine gelangen ins Gehirn und stören oder unterbrechen das Spielverhalten. Im Gegensatz zu nicht betroffenen Kindern lernen schwer autistische Kinder nicht durch Spiel und Imitation von anderen. Autisten sind oft gar nicht in der Lage, an Imitationsspielen teilzunehmen und beispielsweise „Guck-guck" (auch: „Kuckuck") zu spielen, da sie an Kommunikation kein Interesse haben, sich schwer damit tun, die Bedeutung von Ausdrücken und Gesten zu verstehen und umzusetzen, und zur Nachahmung nicht fähig sind. Außerdem haben autistische Kinder oft gar nicht das Bedürfnis, ihre Umgebung zu entdecken, ihre Fähigkeiten zu erkunden und neue Verhaltensweisen zu erlernen. Stattdessen zeigen sie die Tendenz, sich zurückzuziehen und ihre festgefahrenen ritualisierten Verhaltensweisen ständig zu wiederholen.

Für den Umgang mit diesen Schwierigkeiten wurde eine aufwendige Verhaltenstherapie entwickelt, die auf dem Prinzip beruht, dass die Verhaltensweisen autistischer Kinder durch das Verstärken *erwünschter* Verhaltensweisen mit geeigneten Belohnungsmaßnahmen verändert werden können. So kann es zu einer Besserung des autistischen Rückzugs sowie von ritualisierten und anderen unerwünschten Verhaltensweisen kommen. Die Behandlung ist zeitaufwendig und kann bis zu 30 Stunden pro Woche in Anspruch nehmen.

Mit einer geeigneten Ernährung und dem rhythmischen Bewegungstraining bessert sich die Funktionsweise des limbischen Systems. Der autistische Rückzug und ritualisierte Verhaltensweisen nehmen ab; an deren Stelle tritt dann der natürliche Wunsch, die Umgebung zu erforschen und durch Spielen, Nachahmen und im Kontakt mit Erwachsenen und anderen Kindern Fähigkeiten zu entwickeln. Viele Eltern erkennen, dass sie nicht länger mit der bisherigen Strenge an der Verhaltenstherapie festhalten müssen und dass diese möglicherweise sogar die Spiel- und Lernentwicklung ihrer Kinder stört.

Stimulation des limbischen Systems führt zur Entwicklung von Emotionen und Spielverhalten

Autistische Kinder tun sich meist schwer damit, sich mit anderen Menschen zu identifizieren und Zuneigung zu zeigen. Oft drücken sie Wünsche oder Bedürfnisse nicht aus. Es kann sein, dass sie wenig oder gar keine Neugier zeigen und Körperkontakt vermeiden. Sie stehen meist unter starkem Stress.

Da ihr Furcht-Lähmungs-Reflex aktiv ist, ziehen sie sich lieber in sich selbst zurück und Forderungen, die an sie gerichtet werden, können starken Stress bei ihnen auslösen. Sie können mit Protesten und Wutausbrüchen reagieren, wenn sie gestört werden oder etwas tun sollen, was sie nicht tun wollen. Manche autistischen Kinder wehren sich eventuell sogar ständig gegen jegliche Anforderungen (Trotzverhalten).

Andererseits kommen autistische Kinder normalerweise gar nicht in die Phase, in der sie sich durchzusetzen versuchen, das sogenannte Trotzalter, in dem Kinder in der Lage sind, ganz genau zu äußern, was sie wollen und was nicht, ohne dass es deshalb zu Wutausbrüchen kommt.

> Die passiven und aktiven rhythmischen Bewegungen stimulieren das limbische System über den Hirnstamm und das Kleinhirn. Die Stimulation des limbischen Systems führt zur Entwicklung von Emotionen. Das Kind beginnt, sich den Eltern zuzuwenden und seine Bedürfnisse und Wünsche auszudrücken. Es möchte oft auf dem Schoß sitzen oder im elterlichen Bett schlafen. Es beginnt eventuell, Emotionen wie Zuneigung, Durchsetzungswillen und Trotz zu zeigen. Oft fängt es auch an, Kontakt zu anderen Kindern aufzunehmen und mit ihnen zu spielen.

Wenn die Handhabung der emotionalen Reaktionen auf RMT schwierig ist

Manche Kinder mit Autismus oder Asperger-Syndrom, insbesondere männliche Jugendliche, reagieren auf das Training möglicherweise mit heftiger Aufsässigkeit und Aggressivität. Solche Emotionen sind oft schwer in den Griff zu bekommen, insbesondere dann, wenn das Kind oder der Jugendliche sich *nicht* kasein- und glutenfrei ernährt. Reaktionen wie Selbstverletzungen, zwanghaftes oder repetitives autostimulatives Verhalten, Stimmungsschwankungen und Aggressivität weisen auf Glutamatakkumulation und Entzündungsprozesse im Gehirn hin.

Den meisten dieser Fälle liegen eine gestörte Darmfunktion und Nahrungsmittel-Unverträglichkeiten, speziell auf Kasein und Gluten, zugrunde und es kommt meist zu einer Besserung, wenn die entsprechenden Nahrungsmittel aus dem Speiseplan gestrichen werden. Auch Soja sollte gemieden werden und manchmal noch andere Nahrungsmittel wie Weizenstärke oder solche, die Lektine und Phenole enthalten. Ich empfehle immer, Kinder und Jugendliche mit Autismus und Asperger-Syndrom *vor* Beginn des rhythmischen Bewegungstrainings auf eine geeignete Ernährungsform umzustellen, damit es nicht zu solchen unerwünschten Nebenwirkungen kommt.

Manchmal kommt es auch bei Kindern mit ADHS, ADH, Sprachstörungen und dem Tourette-Syndrom [Leitsymptom sind hier die Tics] zu heftigen emotionalen Reaktionen, Tics oder Zwangsverhalten. Auch diese Kinder müssen auf Kasein und manchmal auch auf Gluten und verzichten und sollten meist auch Soja meiden.

Es kann vorkommen, dass sich Tics und Zwangsverhalten selbst dann verschlimmern, wenn die Kinder sich richtig ernähren. Das kann sowohl Kinder mit Störungen aus dem autistischen Formenkreis als auch solche mit ADHS oder dem Tourette-Syndrom betreffen. In solchen Fällen kommt es bei den Übungen wahrscheinlich zu einer Überstimulation des Gehirns; bei Kindern, die Probleme haben, Glutamat in GABA umzuwandeln, führt diese zu einer Glutamatakkumulation. Beobachtet man solche Reaktionen, sollte man die Übungen reduzieren oder vorübergehend aussetzen und dem Gehirn eine Zeit lang Ruhe gönnen.

Epileptische Anfälle und die Rolle der Peptide bei emotionalen Reaktionen

Manche autistischen Kinder leiden auch unter epileptischen Anfällen. In seltenen Fällen können diese sich durch das rhythmische Bewegungstraining häufen, da sich Glutamat in den Synapsen ansammelt. Reichelt konnte mit seinen Forschungen nachweisen, dass sich die Häufigkeit der Anfälle bei autistischen Kindern mit Epilepsie durch eine kasein- und glutenfreie Ernährung oft senken lässt. Daher ist es für solche Kinder besonders wichtig, dass sie entsprechend ernährt werden, wenn sie RMT machen.

Die Peptide im Gehirn kommen nicht nur aus einem *Leaky Gut.* Unter dem Einfluss starker Emotionen werden im Gehirn zusätzliche Peptide gebildet, insbesondere im Hypothalamus. Das passiert zum Beispiel bei Anwendung von RMT, aber auch bei einem Todesfall in der Familie oder etwas Ähnlichem, was heftige emotionale Reaktionen hervorruft. Männliche Jugendliche mit Autismus oder ASD zeigen manchmal mehr autostimulatives Verhalten und intensivere emotionale Reaktionen auf das rhythmische Bewegungstraining als jüngere Kinder, da bei ihnen die hormonellen und emotionalen Veränderungen der Pubertät auch zu einer erhöhten Peptidbildung im Gehirn beitragen.

Im Laufe meiner Tätigkeit als Psychiater in einer Förderschule für Jugendliche habe ich wiederholt festgestellt, wie sich Symptome bei Jugendlichen, vor allem bei Jungen mit ASD, verschlechtern. Selbst wenn sie keine rhythmischen Übungen machen, können sie unruhig, zwanghaft, aggressiv und manchmal psychotisch werden. Das kommt besonders häufig vor, wenn sie diverse Magen-Darm-Beschwerden wie Verstopfung oder Blähungen haben. Sind sie nicht in der Lage, sich an eine entsprechende Ernährung zu halten, müssen sie eventuell Neuroleptika (Antipsychotika) nehmen, damit sie wieder ins Gleichgewicht kommen. Diese können auch direkt auf den Darm einwirken, indem sie den Peptidase-Spiegel erhöhen und die Zellmembranen stabilisieren. Das nachfolgende Fallbeispiel illustriert sehr gut, was ich erfahren habe, während ich zwanzig Jahre lang mit solchen Jugendlichen arbeitete, nämlich dass eine gluten- und kaseinfreie Ernährung auch der Entwicklung von Psychosen im späteren Leben vorbeugt.

Ein Fallbeispiel

Vor vielen Jahren wurde ich gebeten, mir einen siebzehnjährigen Jungen anzusehen, der Schüler einer Internatsschule für Kinder mit Autismus und ASD war. Bevor er in diese Schule kam, hatte er keinen Förderunterricht gebraucht. Kurz zuvor war es bei ihm zu schweren psychiatrischen Symptomen gekommen. Er hatte den Unterricht nicht mehr besucht, verbrachte den ganzen Tag im Bett und sprach mit niemandem mehr, auch nicht mit den Lehrkräften und Betreuern. Er brachte sich selbst schwere Verletzungen bei, indem er sich mit den Fäusten ins Gesicht schlug. Er weigerte sich, zu den Mahlzeiten zu erscheinen, und lehnte oft auch das Essen ab, das man ihm brachte. Stattdessen stahl er sich nachts in die Küche und holte sich Milch aus dem Kühlschrank sowie Kekse. Sonst aß er so gut wie nichts.

Ich schlug vor, Milch und glutenhaltige Nahrungsmittel allmählich von seinem Speiseplan zu streichen und durch andere Nahrungsmittel zu ersetzen, was auch geschah. Nach wenigen Monaten hatte er sich vollständig erholt, war wieder kommunikativ und ging problemlos zur Schule.

In den nachfolgenden Jahren war er durch diese Ernährung bei guter Gesundheit, bis er in eine Wohnanlage für betreutes Wohnen zog, wo man ihm diese Ernährung verweigerte, da er keine ärztliche Bescheinigung vorweisen konnte. Er war bereits umgezogen, bevor ich sie ihm ausstellen konnte, und als ich mit den Angestellten telefonierte, teilte man mir mit, dass er sie nicht mehr benötige, da er nun Milch, Milchprodukte, Brot und Nudeln esse und problemlos vertrage. Auf meine Frage, ob es durch diese Umstellung zu irgendwelchen Reaktionen gekommen sei, sagte man mir, dass er eine Psychose entwickelt habe und ins Krankenhaus gebracht werden musste. Er wurde dort mit Neuroleptika behandelt und erholte sich wieder. Die Medikation wurde fortgesetzt und er konnte nun problemlos Kasein und Gluten zu sich nehmen.

Der präfrontale Kortex, das limbische System und das Kleinhirn

Der präfrontale Kortex, also dasjenige Areal des Frontallappens, das direkt hinter dem Stirnbein liegt, hat die Aufgabe, unsere inneren Bedürfnissen mit der Außenwelt zu koordinieren und steht in enger Verbindung mit dem limbischen System. Er kann sozusagen als Manager oder Geschäftsführer des Gehirns betrachtet werden, denn er steuert viele Prozesse des Gehirns. So ist er insbesondere für die Planung, das Urteilsvermögen, die Impulskontrolle, das Arbeitsgedächtnis und das Zeitbewusstsein von Bedeutung. Er befähigt uns zu konzeptionellem Denken und zur Veränderung bewusster Vorstellungen und Glaubensmuster.

Vom limbischen System und vom Kleinhirn ziehen wichtige Nervenverbindungen zum präfrontalen Kortex. Seine neuronalen Netze werden von Anfang an hauptsächlich durch Stimulation dieser Nervenverbindungen entwickelt und myelinisiert. Ist das Kleinhirn geschädigt und funktioniert nicht ordnungsgemäß, dann fehlt es dem präfrontalen Kortex an ausreichender Stimulation, um normal zu arbeiten. Das kann zu Problemen mit der Aufmerksamkeit, dem Urteilsvermögen, der Impulskontrolle, der Motivation, der Ausdauer, dem Leseverständnis usw. führen.

Die wichtigen Nervenbahnen, die das limbische System und den präfrontalen Kortex verbinden, vermitteln Informationen über den inneren Zustand des Menschen. Von den Kerngebieten des limbischen Systems, das Emotionen und Triebe wie Gefühle der Freude und des Missbehagens, Hunger, Sexualität usw. steuert, gibt es Verbindungen zu den Arealen des präfrontalen Kortex, die unsere Motivationen und unsere Triebe regulieren. Werden diese Areale geschädigt oder ungenügend entwickelt, bleiben die Emotionen oberflächlich, es mangelt an emotionaler Reaktionsfähigkeit und es kommt zu Apathie und Passivität.

Symptome von Funktionsstörungen des präfrontalen Kortex bei Autismus

Bei Kindern mit einer Störung aus dem autistischen Formenkreis sind – wie bei Kindern mit ADHS – viele Funktionsstörungen im präfrontalen Kortex zu finden. Zeichen wie mangelndes Verstehen sozialer Verhaltensregeln, Taktlosigkeit und Dreistigkeit sind ganz besonders häufig.

Da die Verbindungen zwischen dem limbischen System und dem präfrontalen Kortex mangelhaft sind, werden von der einen zur anderen Gehirnregion nicht viele Informationen über den inneren Zustand des betreffenden Menschen übertragen. Diese mangelhafte Verbindung kann verhindern, dass sich das Kind seiner inneren Situation, zum Beispiel seiner Emotionen, Schmerzen oder Hungergefühle bewusst wird. Andere Symptome einer gestörten Funktion des präfrontalen Kortex sind der Mangel an Motivation und Antrieb sowie Probleme mit planvollem Handeln, Zeitbewusstsein und Aufmerksamkeit.

Rhythmisches Bewegungstraining verbessert die Funktionsfähigkeit des präfrontalen Kortex

Die rhythmischen Übungen verbessern die Funktion des Stirnlappens direkt und indirekt. Wenn die Übungen das retikulare Aktivierungssystem des Hirnstamms stimulieren und entwickeln, werden mehr Signale vom limbischen System zum präfrontalen Kortex übertragen. Gleichzeitig werden ihm auch vom Kleinhirn mehr Signale zugeleitet, vorausgesetzt, dieses ist nicht übermäßig geschädigt. Da das retikulare Aktivierungssystem und das Kleinhirn besser arbeiten, verbessert sich die Stimulation des präfrontalen Kortex nicht nur während des Trainings, sondern auch in anderen Situationen, wenn die Stimulation von den Sinnesorganen aus über den Hirnstamm und das Kleinhirn vermittelt wird.

Bei manchen autistischen Kindern sind die Frontallappen mehr oder weniger stark geschädigt, wie man im Gehirn-CT sehen kann. Auch in diesen Fällen werden die geschädigten Areale durch die rhythmischen Übungen stimuliert, die Synapsenbildung zwischen den Nervenzellen wird erhöht, die Produktion von Transmittersubstanzen angeregt und die Stammzellen des Hippocampus werden zur Bildung von mehr Zellen für den präfrontalen Kortex stimuliert. In solchen Fällen vollzieht sich die Entwicklung langsamer und es dauert länger, bis die rhythmischen Übungen Wirkung zeigen.

Kapitel 13

Weitere Unterstützungsmaßnahmen für Kinder mit Autismus oder ADHS

Nach Auffassung der wissenschaftlichen Medizin ist Autismus eine unheilbare neurologische Krankheit; autistischen Kindern könne stattdessen mit erzieherischen Methoden wie einer intensiven Verhaltenstherapie geholfen werden. Viele autistische Kinder werden auch auf zentral wirksame Stimulanzien gesetzt, insbesondere, wenn sie hyperaktiv sind.

Aus alternativer Sicht ist Autismus in erster Linie eine umweltbedingte Erkrankung, die mit entsprechenden Maßnahmen gebessert und sogar geheilt werden kann. Diese Ansicht wird von Naturheilkundlern und anderen alternativ orientierten Therapeuten sowie einer Reihe von Ärzten, den sogenannten DAN-Ärzten (*Defeat Autism Now*; zu Deutsch etwa: Autismus jetzt besiegen), gerne aufgegriffen.

In diesem Buch geht es nicht um die *Behandlung* von Autismus, sondern es geht darum, wie man Kinder mit einer autistischen und ähnlichen Störung, zum Beispiel dem Asperger-Syndrom, durch entsprechende Maßnahmen bei ihrem Genesungsprozess *unterstützen* kann. Das ist nichts Außergewöhnliches, Eltern tun das ständig. Bei einer Wunde geht man zum Beispiel davon aus, dass sie von selbst heilt, wenn man durch Säubern und Verbinden *die richtigen Bedingungen* dafür schafft. Eltern wissen, dass das wichtig ist, also tun sie es natürlich.

Wie wir gesehen haben, gibt es bei Autismus meist umfangreiche Unausgewogenheiten, die das ordnungsgemäße Funktionieren der Verdauung und des Gehirns verhindern. Ähnliches, manchmal mit weniger schweren Symptomen, gibt es auch bei anderen Störungen aus dem autistischen Formenkreis. Korrigiert man das, werden die angeborenen Selbstheilungskräfte des

Kindes gefördert. Jedes Kind ist anders und dem müssen die einzelnen Schritte Rechnung tragen. Das soll aber nicht heißen, dass allgemeine Richtlinien nicht möglich und angebracht wären. Bei allen Kindern mit einer Störung aus dem autistischen Formenkreis sollten unbedingt alle Faktoren *ausgeschaltet* werden, die die unterschwelligen Unausgewogenheiten verschlimmern.

Hier gebe ich einige allgemeine Empfehlungen, die für die meisten autistischen Kinder passend und hilfreich sind:

1. Zusätzliche Impfungen möglichst vermeiden
2. Elektromagnetische Felder beseitigen
3. Den Darm mit einer passenden Ernährungsweise in Ordnung bringen
4. Den Ernährungszustand mit den richtigen Nahrungsmitteln und Nahrungsergänzungsmitteln verbessern
5. Schwermetalle ausleiten
6. Die Immunabwehr stärken

In den nachfolgenden Abschnitten erläutere ich diese und andere Maßnahmen, mit denen ich direkt oder indirekt Erfahrungen gesammelt habe und von denen ich weiß, dass sie vielen Kindern geholfen haben. Grundsätzlich sind es bei allen Störungen aus dem autistischen Formenkreis dieselben Methoden, doch wenn stärkere Ungleichgewichte und schwerere Symptome vorliegen, schreitet der Genesungsprozess langsamer voran und die Maßnahmen müssen vielleicht konsequenter umgesetzt werden.

Ich weiß, dass viele Eltern mit anderen Maßnahmen positive Erfahrungen gemacht haben, über die ich mich hier nicht äußere; ich habe beschlossen, mich auf diejenigen zu konzentrieren, die ich in meiner Praxis mit gutem Erfolg eingesetzt habe.

1. Zusätzliche Impfungen möglichst vermeiden

Nach meiner Auffassung ist es ratsam, autistische Kinder nicht weiterhin impfen zu lassen. Wie A. Wakefield gezeigt hat, schädigt der MMR-Impfstoff das Immunsystem und verursacht bei zwei Dritteln der autistischen Kinder, die zum zweiten Mal gegen MMR geimpft worden sind, vermehrte Entzündungen im Darm und Verdauungsstörungen. Außerdem sind Aluminium und Quecksilber, von denen entweder das eine oder das andere in Impfstoffen enthalten ist, hochwirksame Nervengifte; sie schaden insbesondere autistischen Kindern sehr, da deren Ausscheidungsfähigkeit für diese Substanzen gestört ist.

Vorsichtige Eltern, die sichergehen wollen, dass ihre Kinder keine schweren Impfschäden davontragen, und die sie vor der Entwicklung von Autismus bewahren möchten, sollten auch darauf achten, ob das Kind bereits früher Impfnebenwirkungen in irgendeiner Form gezeigt hat; zum Beispiel, ob es hohes Fieber hatte, reizbar und/oder quengelig war, Schlafstörungen oder Blähungen hatte oder Veränderungen im Verhalten zeigte. Je schwerer die Reaktion war, desto wichtiger wäre es, nicht noch einmal zu impfen.

Kinder, die fehlernährt sind oder einen Vitaminmangel haben, und Säuglinge, deren Mütter bei ihrer Geburt in einem schlechten Ernährungszustand waren, haben ebenfalls ein höheres Risiko, einen Impfschaden davonzutragen. Andere Risikofaktoren sind Allergien des Kindes oder Allergien in seiner Familie, Nahrungsmittel-Unverträglichkeiten oder jede Art von Autoimmunerkrankung.

2. Beseitigung elektromagnetischer Felder

Bevor man beginnt, die Ernährung umzustellen, Nahrungsergänzungsmittel zu geben oder das rhythmische Bewegungstraining zu machen, sollten elektromagnetische Strahlen aus dem Umfeld des Kindes, insbesondere aus seinem Schlafraum, beseitigt sein, denn diese können Fortschritt und Genesung blockieren. Der erste Schritt sollte die Entfernung kabelloser Technologie sein, zum Beispiel von schnurlosen Telefonen und Netzen im Haus und ganz besonders im Kinderzimmer. Es ist einfach, im eigenen Heim dafür zu sorgen, doch Eltern sollten sich auch fragen, in welchem Maße ihre Kinder im Kindergarten und in der Schule elektromagnetischer Strahlung ausgesetzt sind. In vielen Kindergärten gibt es schnurlose Telefone, die stark strahlen, auch wenn sie nicht benutzt werden, und in vielen Schulen werden Kinder zum Beispiel durch WLAN-Netze belastet.

3. Sanierung des Darms – mit der passenden Ernährungsweise

Bei Autismus ist die richtige Ernährung von entscheidender Bedeutung, damit wichtige Bereiche im Gleichgewicht bleiben. Sie ist eine unabdingbare

Voraussetzung dafür, dass Darm, Immunsystem und Gehirn in Ordnung kommen können, und daher ein Grundpfeiler der Genesung. Die *eine*, für *jedes* autistische Kind passende Ernährungsform gibt es allerdings nicht. Das heißt, sie muss individuell angepasst und mit der Zeit eventuell auch abgeändert werden, je nach Verschlechterung oder Besserung des Zustands.

Hat Ihr Kind eine Allergie oder Unverträglichkeit?

Eine Nahrungsmittelallergie ist nicht dasselbe wie eine Nahrungsmittel-Unverträglichkeit. Bei der Nahrungsmittelallergie sind wie bei anderen Allergien Antikörper im Blut, die sich mit Bluttests ermitteln lassen. Hier gibt es zwei hauptsächliche Arten von Antikörpern:

1. Die IgE-Antikörper gehören zu den allergischen Reaktionen vom Soforttyp, sie sorgen also für schnelle Reaktionen, die manchmal lebensbedrohlich sein können. Symptome können unter anderem Ausschläge, Atembeschwerden, Heuschnupfen und Durchfälle sein. IgE-vermittelte Allergien auf Eier, Kuhmilch, Fisch, Sojabohnen, Nüsse und Erdnüsse sind häufig. [Erdnüsse gehören botanisch gesehen nicht zu den Nüssen, sondern zu den Hülsenfrüchten, und werden deshalb eigens angegeben; Anm. d. Übers.] Viele kleine Kinder haben IgE-Antikörper gegen Kuhmilch, die später verschwinden.
2. Manchmal kommt es zu *allergischen Reaktionen vom verzögerten Typ*, das heißt, Reaktionen, die erst mehrere Stunden oder sogar Tage, nachdem etwas Bestimmtes gegessen wurde, auftreten. Diese Art der Allergie wird durch IgG vermittelt und kann sich durch Symptome wie Kopfschmerzen, Asthma, Ekzeme, Gelenkschmerzen und Panikattacken äußern.

Autisten haben häufig IgG-Antikörper auf mehrere Nahrungsmittel, da sie einen durchlässigen Darm haben; deswegen können schlecht verdaute Nahrungspartikel durch die Darmwand gelangen und zu allergischen Reaktionen führen. Viele Ärzte testen nur auf IgE und übersehen die meisten der durch IgG vermittelten Allergien.

Bei einer *Nahrungsmittel-Unverträglichkeit* wird die Reaktion durch einen Enzymmangel verursacht – wie bei einer Laktose-Unverträglichkeit. Laktose ist Milchzucker und wird oft mit Kasein verwechselt. Die Symptome von Laktose-Unverträglichkeit sind Durchfall, Gasbildung und Blähungen.

Ernährung ohne Kasein, Gluten und Soja

Die wichtigsten Nahrungsmittel, die man bei Autismus aus dem Speiseplan streichen sollte, sind normalerweise solche, die Kasein und/oder Gluten enthalten, da sie die Darmfunktion ernsthaft schädigen, Darmentzündungen verursachen, die Immunabwehr beeinträchtigen sowie Entzündungen im Gehirn und viele der bei Autismus typischen Symptome verursachen können. Soja sollte ebenfalls weggelassen werden, denn es kann ähnliche Wirkungen zeigen.

Manche der Reaktionen auf Kasein und Gluten werden durch bestimmte Peptide, sogenannte Exorphine, verursacht, die von Gluten und Kasein in der Darmwand gebildet werden. Diese Peptide gelangen mit dem Blutstrom ins Gehirn und lösen dort viele der typischen Autismus-Symptome aus. Die Ausscheidung solcher Peptide kann im Urin bestimmt werden und das Ergebnis liefert einen Hinweis darauf, ob eine Kasein- und/oder Gluten-Unverträglichkeit vorliegt. Einfacher und kostengünstiger ist es, Gluten und Kasein wegzulassen und darauf zu achten, ob es zu einer Verbesserung kommt.

Kasein

In manchen Fällen ist es ratsam, mit dem Weglassen von Kasein zu beginnen. Manche autistischen Kinder, insbesondere die sogenannten *High-Functioning-Autisten* vertragen hauptsächlich Kasein nicht. [*High-Functioning-Autismus* ist keine formale Diagnose; der Begriff wird verwendet, wenn die typischen Symptome vorhanden sind, die Betroffenen jedoch eine durchschnittliche Intelligenz, also einen Intelligenzquotienten von mindestens 70 aufweisen und ihre zunächst auftretende sprachliche Defizite abnehmen. Vgl. Autismuszentrum Bruchsal, az-bruchsal.de; Anm. d. Übers.] Bereits innerhalb weniger Wochen kann man eine Besserung der Symptome feststellen. Kommunikationsfähigkeit und Sozialverhalten sowie das autostimulative Verhalten werden eventuell besser, es gibt weniger Gefühlsausbrüche und weniger abdominale Symptome wie Blähungen, Schmerzen und Verstopfung. Meist bessern sich auch Asthma und Allergien. Die einzige Möglichkeit herauszufinden, ob das Weglassen von Kasein helfen kann, besteht darin, es auszuprobieren. Man sollte es immer ausprobieren, auch wenn das Kind nicht unter abdominalen Symptomen leidet, da es trotzdem ein Leaky-Gut-Syndrom haben kann.

Kasein-Unverträglichkeit mit oder ohne abdominale Symptome kommt auch bei ADHS sehr häufig vor. Besonders dann, wenn das Kind einige der folgenden *Symptome* hat oder hatte, sollte man den Versuch des Weglassens von Kasein immer machen:

- Drei-Monats-Koliken
- Fütterungsprobleme im frühen Säuglingsalter
- Schlafprobleme im frühen Säuglingsalter
- Wiederholte Infektionen, vor allem Mittelohrentzündungen, in der frühen Kindheit
- Als Baby auffallend langsam und inaktiv
- Allergien, insbesondere auf Milch und Milchprodukte
- Asthma
- Verdauungsprobleme, Verstopfung, Blähungen, manchmal weiche Stühle, Bauchschmerzen,
- Wutausbrüche
- „Süchtig“ auf Kasein
- Als Baby ist oder war es ein „Schreikind“.

Als Ersatz für Kuhmilch kann man Reismilch und Mandelmilch geben. Autisten sollten Sojamilch unbedingt meiden; in vielen Fällen ist auch Hafermilch nicht empfehlenswert. ADHS-Kinder vertragen Hafermilch normalerweise. Bei manchen ist auch Ziegenmilch möglich. Ist die Kasein-Sensitivität jedoch stark ausgeprägt, kann sie sich schnell auf Ziegenmilch, in einigen Fällen von schwerer Kasein-Unverträglichkeit eventuell sogar auf Rindfleisch und auf das Eiweiß von Hühnereiern ausweiten.

Gluten

Die meisten autistischen Kinder vertragen kein Gluten; es verursacht Entzündungen in Darm und Gehirn und führt zur typischen Morphinwirkung der Darmpeptide. Bei Autismus kommt es meist zur Bildung der sogenannten Gluteomorphine, die mit dem Urin ausgeschieden werden und durch Urinanalyse bestimmt werden können. Ein geringer Prozentsatz autistischer Kinder kann eine Gluten-Unverträglichkeit oder eine Zöliakie haben. Zur Diagnose werden die typischen Antikörpertests oder eine Darmbiopsie herangezogen, die gegebenenfalls Auffälligkeiten der Darmschleimhaut zeigen. Die meisten autistischen Kinder haben keine Glutenantikörper. Sie haben eine sogenannte *Gluten-Sensitivität* und entwickeln autistische Symptome, wenn sie Gluten zu sich nehmen; sie ist nicht durch Blutuntersuchungen oder eine Darmbiopsie diagnostizierbar. Die einzige Möglichkeit, sie festzustellen, besteht darin, dass man Gluten meidet und beobachtet, wie sich Gesundheit und Wohlbefinden daraufhin bessern.

Glutensensitive Kinder bekommen – nach einer mehr oder weniger normalen Entwicklung in den ersten ein oder zwei Jahren – erst später autistische Symptome, den sogenannten *regressiven Autismus*. Bei ihnen kann es zu Verdauungsstörungen und ständigem Weinen kommen, wenn Getreide in die Ernährung aufgenommen wird, manchmal auch nach einer Impfung, meist gegen Grippe oder Masern, Mumps und Röteln.

Manche Eltern stehen einer glutenfreien Ernährung für ihre Kinder sehr zurückhaltend gegenüber und fragen vielleicht vorher erst ihren Kinderarzt um Rat. Dieser macht eventuell einen Antikörpertest auf Gluten. In der überwiegenden Anzahl der Fälle werden keine Antikörper gefunden und den Eltern wird meist gesagt, dass das Weglassen von Gluten überhaupt nichts bringe. Trotz mehrerer wissenschaftlicher Studien, in denen nachgewiesen wurde, dass das Meiden von Gluten bei den meisten Fällen von Autismus sehr hilfreich ist, glauben die Ärzte das entweder nicht oder sie haben davon noch nichts erfahren.

Eltern sollten insbesondere dann einen Verdacht auf Gluten-Sensitivität haben, wenn ihr Kind sich im ersten Lebensjahr normal entwickelt hat und nach der Aufnahme von Getreide in den Speiseplan oder nach einer Impfung autistische Symptome zu zeigen beginnt. Darmsymptome wie weiche Stühle, Blähungen, manchmal Verstopfung und häufiges Schreien, möglicherweise aufgrund von Bauchschmerzen, kommen bei Gluten-Sensitivität häufig vor. In solchen Fällen sollte man es mit glutenfreier Ernährung versuchen und beobachten, ob es zu einer Besserung beim Kind kommt. Kasein und Soja sollten auch *immer* gemieden werden.

Viele Eltern autistischer Kinder haben die Erfahrung gemacht, dass es ihren Kindern mit einer glutenfreien Ernährung besser ging. Doch es dauert länger als beim Weglassen von Kasein, bis sich eine Besserung zeigt; meist wird sie frühestens nach drei Monaten deutlich. Vorausgesetzt, Gluten wird streng gemieden, wird die optimale Wirkung innerhalb eines Jahres erreicht. Besonders dann, wenn der Darm wieder normal funktioniert, können sich auch viele andere Symptome bessern. So wird zum Beispiel das Sozialverhalten besser, die Kinder ziehen sich weniger zurück, das autostimulative Verhalten lässt nach, die Pupillen sind nicht mehr so weit, denn der Stresspegel ist gesunken, und bei Kindern mit Krampfanfällen bessern sich diese oder verschwinden eventuell ganz.

Eine vollständig glutenfreie Ernährung ist recht anspruchsvoll. Meist dauert es ziemlich lange, bis sich Kinder und Eltern damit arrangiert haben. Bei Autismus muss man meist nicht nur Weizen, Roggen, Gerste und Dinkel weglassen, sondern auch Hafer, der von Kindern mit Zöliakie vertragen wird, sofern er nicht Spuren von glutenhaltigen Getreiden aus der Mühle oder der Quetsche enthält. Nudeln, Brot und Müsli müssen durch glutenfreie Alternativen ersetzt werden. [Das stellt in Deutschland kein größeres Problem dar. Jeder größere Supermarkt führt entsprechende Produkte, aber auch Bioläden, Biosupermärkte und Reformhäuser sind gut sortiert und erweitern ihr Sortiment laufend. Außerdem gibt es Bäckereien, die glutenfreies Brot anbieten und sogar verschicken. Das Internet ist hier hilfreich; Anm. d. Übers.]

Anfangs mag es praktisch erscheinen, einfach „glutenfreies" Brot zu kaufen, doch dieses enthält oft Weizenstärke, die autistische Kinder meist nicht vertragen. Manche Kinder reagieren selbst auf geringste Mengen Gluten, und wenn sie an einer Allergie vom verzögerten Typ leiden, kann man eventuell nur schwer feststellen, ob sie das glutenfreie Brot vertragen oder auf irgendein anderes Nahrungsmittel reagieren. Wichtig ist auch, Biobrot zu kaufen, um die hohen Toxinwerte von genetisch veränderten Getreiden zu meiden.

Glutensensitive Kinder sollten die glutenfreie Ernährung sehr streng einhalten. Selbst geringe Glutenmengen können zu einer dramatischen Verschlechterung der Symptome führen, die wochenlang anhalten kann. Daher wäre es empfehlenswert zu lernen, wie man *selbst* glutenfreies Biobrot aus Getreiden backt, die das Kind verträgt, zum Beispiel aus Buchweizen-, Hirse-, Amaranth-, Reis- oder Maismehl. [Viele Brotbackautomaten haben eine Funktion für glutenfreies Backen; Anm. d. Übers.] Manche autistischen Kinder entwickeln aber eventuell auch eine Unverträglichkeit gegen diese Getreidesorten, insbesondere gegen Buchweizen-, Reis- und Maismehl. Statt das entsprechende Brot selbst zu backen, wäre es noch besser, jegliche Brot- oder Nudelsorten einzuschränken oder ganz zu meiden, um die Zufuhr von Kohlenhydraten so stark wie möglich zu reduzieren. Das hat sich bei Autismus als sehr vorteilhaft erwiesen.

Die Herausforderungen der Ernährungsumstellung

Manche autistischen Kinder, die ihre Nahrungsaufnahme gewohnheitsmäßig auf wenige „Lieblings"-Nahrungsmittel wie zum Beispiel Milch, Käse, Nudeln, Brot und Wurst beschränkt haben, werden sich möglicherweise weigern, ihre Ernährung umzustellen und gesünder zu essen. Hier ist es wahrscheinlich sinnvoller, die neuen Nahrungsmittel *nach und nach* einzuführen, damit sich das Kind daran gewöhnen kann. Verweigert es zum Beispiel Reis- und Mandelmilch, kann die Kuhmilch mit kleinen Mengen der einen oder der anderen „Ersatzmilch" gemischt und deren Anteil allmählich erhöht werden. Das hilft auch, die Entzugssymptome zu verringern, zu denen es nach dem Weglassen von Kasein und Gluten häufig kommt. Auf lange Sicht sollten Reis- oder Mandelmilch dann durch Wasser ersetzt werden, um eine Überlastung des Körpers mit Kohlenhydraten zu vermeiden.

Die Entzugssymptome, von denen etwa die Hälfte der Kinder betroffen sind, lassen sich mit der Abhängigkeit von den im Darm gebildeten Exorphinen erklären. Sie sind meist nach ein paar Wochen überstanden, können in manchen Fällen aber drei Monate und länger dauern. Viele Kinder haben ein suchtartiges Verlangen nach Milch oder Brot; Symptome wie Reizbarkeit, Stimmungsschwankungen, Aggressionen, Hautausschläge oder Juckreiz können die Folge sein. Bei Teenagern können sie schwerer ausfallen als bei kleineren Kindern. Um solche Reaktionen zu vermeiden, ist es auch hier ratsam, die Ernährung *nur allmählich* umzustellen und mit dem Weglassen der Milch und der Milchprodukte zu beginnen.

Auch andere Nahrungsmittel gegebenenfalls meiden – Darmsymptome trotz kasein-, gluten- und sojafreier Ernährung

Bei einer kasein-, gluten- und sojafreien Ernährung bessern sich autistische Symptome in vielen Fällen, die Darmfunktion normalisiert sich, Schmerzen, Blähungen, Verstopfung und Durchfälle verschwinden. Manchmal genügt diese Ernährungsumstellung allein jedoch nicht, sie muss dann durch andere Maßnahmen ergänzt werden, damit das gewünschte Ziel erreicht wird. Kinder, deren Immunsystem und Darm schwer geschädigt sind, müssen oft noch weitere Nahrungsmittel meiden. Zur Ausheilung des Darms und zur Verbesserung der Verdauung bedarf es zusätzlicher Schritte. Man sollte immer auch auf die bei Autisten häufig vorkommenden Parasiten achten. Eine Dysbiose, also gestörte Darmflora, sollte in Ordnung gebracht werden, zum Beispiel durch Probiotika.

Viele autistische Kinder leiden an Nahrungsmittelallergien, die in hohem Maße für ihre Symptome mitverantwortlich sind. Allergieauslösende Nahrungsmittel sind unter anderem: Eier, Nüsse, Fisch, Meeresfrüchte und Erdbeeren. [Erdbeeren gehören botanisch gesehen zu den Nüssen und sind daher starke Allergene; Anm. d. Übers.] Die Symptome können sich über den Darm, die Haut, die Atemwege und nicht zuletzt das Gehirn zeigen und sich zum Beispiel als Kolik, Übelkeit, Erbrechen oder Durchfälle manifestieren. Schnupfen, Asthma, Nesselsucht, Ekzeme und psychische Symptome wie Verwirrtheit, Angstzustände, Regression, erweiterte Pupillen und autostimulatives Verhalten sind ebenfalls häufig.

Bei Autisten sind Nahrungsmittelallergien oft vom verzögerten Typ und einer Allergenüberlastung geschuldet; sie können durch IgG-Tests aus dem Blut festgestellt werden. [In Deutschland werden die Tests bereits von vielen Labors angeboten, die Kosten werden aber von den gesetzlichen Krankenversicherungen in der Regel nicht übernommen. Klären Sie gegebenenfalls mit Ihrem Arzt, ob Ihre private Versicherung die Kosten trägt.] Bei Verdacht auf eine Nahrungsmittelallergie testen Kinderärzte normalerweise auf IgE-Antikörper, die verzögerten IgG-Reaktionen werden jedoch von diesen Tests nicht erfasst. IgG-Tests liefern unter Umständen wertvolle Informationen über allergische Reaktionen auf Nahrungsmittel, die man sonst kaum verdächtigen würde.

Andere Methoden zur Nahrungsmitteltestung sind zum Beispiel der kinesiologische Muskeltest und der Bioresonanztest. Sie sind nichtinvasiv, mit autistischen Kindern leicht durchzuführen und die Ergebnisse sind meiner Erfahrung nach sehr zuverlässig. In meinem Zentrum für rhythmisches Bewegungstraining in Stockholm arbeiten wir seit ein paar Jahren mit den Bioresonanztests; das kommt den Eltern sehr entgegen, denn sie können die Nahrungsmittel, die sie in Verdacht haben, zum Testen mitbringen.

Lässt man einfach die Nahrungsmittel weg, auf die ein Kind allergisch ist, und ersetzt sie durch andere, kann es leider auch zu einer Allergisierung gegen diese anderen kommen. Wie Sie wissen, passieren bei einem Leaky-Gut-Syndrom unverdaute Nahrungsbestandteile die Darmwand, führen zur Bildung von IgG-Antikörpern und verursachen schließlich eine Nahrungsmittelallergie. Ernährt man sich jedoch nach einem sogenannten *Rotationsverfahren*, kann man diesen Fallstrick vermeiden: Geben Sie Ihrem Kind frühestens alle vier Tage dasselbe Nahrungsmittel wieder! Nach vier Tagen haben sich die Werte der Antikörper gegen das Nahrungsmittel verringert und damit auch das Risiko, eine Allergie dagegen zu entwickeln. Im Rahmen einer solchen Rotation kann das Kind dann gelegentlich auch mal Nahrungsmittel zu sich nehmen, gegen die es leicht oder grenzwertig allergisch ist und die es wahrscheinlich nicht vertragen würde, wenn es sie *oft* essen würde.

Substanzen, die für autistische Kinder problematisch sein können und die manchmal gemieden werden müssen, sind Oxalate, Lektine und Phenole. (Näheres dazu in den nachfolgenden Abschnitten.) Weißer Zucker sollte *immer* gemieden werden, er kann durch Xylitol ersetzt werden. Kohlenhydrate, wie sie auch in glutenfreien Produkten zum Teil reichlich vorkommen, beeinträchtigen die Verdauung, erhöhen den Blutzucker und tragen zu Entzündungen im Gehirn bei. Sie sollten daher nur begrenzt gegessen werden.

Oxalate und Lektine

Autistische Kinder haben oft einen erhöhten Oxalatspiegel. Oxalate sind die Salze einer recht starken Säure, der Oxalsäure. Sie können in verschiedenen Geweben abgelagert werden, zum Beispiel in den Nieren, wo sie zu Nierensteinen führen können. Sie können sich auch im Bereich um die Augen oder um die Genitalien ansammeln und Reizungen und Schmerzen verursachen. Oxalate können zu gastrointestinalen Symptomen wie Durchfällen und Magenschmerzen führen. Sie sind in Spinat, Rhabarber, Heidelbeeren, Erdbeeren, in blauen Trauben, Roten Beten, Quinoa, Erdnüssen, Mandeln und Schokolade enthalten. Eine Infektion mit Candida, dem Hefepilz, kann den Oxalsäurespiegel ebenfalls erhöhen. Oxalate können nicht nur Quecksilber in den Geweben binden und damit den Entgiftungsprozess beeinträchtigen, sie können auch Kalzium, Magnesium und Zink im Darm binden und so einen Mineralstoffmangel verursachen.

Man kann sich von diesen Salzen befreien, indem man sich oxalatarm ernährt. Dadurch bessern sich möglicherweise auch autistische Symptome. Gerade für Kinder, die über lange Zeit mit einer Candida-Infektion behaftet waren und in deren Geweben große Oxalatmengen lagern, ist eine solche Ernährung sehr wichtig. Anfänglich kann es dabei zu negativen „Reinigungsreaktionen" kommen. Das ist aber zu verhindern, wenn man zu jeder Mahlzeit Kalziumcitrat gibt, damit die Oxalate nicht aus dem Darm resorbiert werden. Magnesium ist ebenfalls wichtig, damit Oxalate und Kalziumphosphat nicht über die Nieren ausgeschieden werden (was zu Nierensteinen führen könnte).

Lektine sind Proteine, die Kohlenhydrate binden und in Vollkorngetreide, in Erdnüssen, Kidneybohnen, Sojabohnen sowie Nachtschattengewächsen (zum Beispiel Kartoffeln, Tomaten und Paprika) vorkommen. Manchmal können sie Symptome verursachen, die denen einer Nahrungsmittelvergiftung ähneln, zum Beispiel Durchfälle, Übelkeit und Blähungen. Lektine können an menschliches Gewebe, insbesondere an die Zellen der Darmwand, binden. Sie können Zellen im Magen-Darm-Trakt inaktivieren, sodass diese ihre Reparatur- und Aufbaufunktion verlieren, und sie können zur Ausbildung eines Leaky-Gut-Syndroms beitragen.

Lektine sind an Allergien und Sensitivitäten gegenüber Nahrungsmitteln sowie an Entzündungen und Autoimmunerkrankungen beteiligt und stehen in direktem Zusammenhang mit Zöliakie. Sie können ein Grund dafür sein, dass Soja insbesondere bei Autismus so schädlich ist. Kinder, deren Symptome sich durch eine kasein-, gluten- und sojafreie Ernährung nicht erwartungsgemäß bessern, machen eventuell Fortschritte, wenn sie auch auf lektinhaltige Nahrungsmittel verzichten.

Phenole und Salicylate

Phenole sind in fast allen Nahrungsmitteln sowie in Lebensmittelfarben, künstlichen Aromen, Konservierungsstoffen und stark gefärbten Früchten enthalten. Salicylate sind eine Untergruppe der Phenole und in vielen Obstsorten und Gemüsen wie Tomaten, Paprika, Äpfeln, Erdnüssen, Orangen, Kakao sowie in allen Beeren zu finden.

Vielen autistischen Kindern fehlt ein Enzym, um Phenole verstoffwechseln und ausscheiden zu können. Manche sind besonders empfindlich gegenüber Phenolen; sie bekommen eventuell rote Ohren und Wangen, werden hyperaktiv, haben schwarze Augenringe, sind äußerst durstig, können schlecht einschlafen oder schlafen generell schlecht, wenn sie zu viele phenolhaltige Nahrungsmittel zu sich nehmen.

Eine Überwucherung mit Hefen und Pilzen (Candida) im Darm kann auch zur Bildung von Phenolen führen. Ein Mangel an Sulfat (Schwefelsalz) beeinträchtigt die Phenolausscheidung. Schwefel kann in Form der Aminosäure Taurin und auch in Form von Bädern mit Bittersalz zugeführt werden. [Taurin sollte aber nicht über die sogenannten Energydrinks aufgenommen werden – wegen der darin enthaltenen hohen Anteile an Koffein und Zucker oder Süßstoff; Anm. d. Übers.]

Kinder, bei denen Phenole Symptome verursachen, sollten phenolhaltiges Obst und Gemüse sowie salicylhaltige Nahrungsmittel wie stark gefärbte Früchte, Ketchup, Tomaten, Paprika, Äpfel, Erdnüsse, Orangen und Kakao meiden oder einschränken.

Zucker und Kohlenhydrate

Autistische Kinder und solche, die unter ADHS leiden, können auf weißen Zucker zum Beispiel sehr stark reagieren und unruhig und hyperaktiv werden sowie manchmal sogar heftige Gefühlsausbrüche bekommen. Eltern, denen der Zusammenhang zwischen Zucker und derartigen Reaktionen aufgefallen ist, begrenzen den Zuckerkonsum ihres Kindes oft spontan von sich aus.

Weißer Zucker und ähnliche Zuckerarten (Disaccharide) wie Maltose (Malzzucker) und Laktose sollten bei Autismus gemieden werden. Auch Stärke, das häufigste Kohlenhydrat in unserer Nahrung, sollte unbedingt eingeschränkt werden. Stärkereich sind Kartoffeln, Getreideprodukte, Mais und Reis.

Autistischen Kindern fehlen meist Verdauungsenzyme, sodass sie Stärke und Zucker nicht verstoffwechseln können. Dadurch kommt es zur Überwucherung mit schädlichen Darmbakterien, einer sogenannten Dysbiose, zu Lasten der nützlichen Bakterien wie Laktobazillen und Bifidobakterien, aus denen die Darmflora normalerweise zu 85 Prozent bestehen sollte. Eine Dysbiose führt zu einer durchlässigen Darmschleimhaut, durch die Peptide und Toxine in den Blutstrom gelangen können, wie Sie ja bereits wissen. Zusätzlich fördert die ungesunde Darmflora eine Überwucherung mit Candida, der sich von Zucker aller Art ernährt.

Werden weißer Zucker, Laktose, Maltose und stärkereiche Nahrungsmittel wie Getreideprodukte, Reis, Mais, Bohnen und Kartoffeln eingeschränkt oder gemieden und durch Gemüse, Obst, Fisch, Eier, Nüsse und Fleisch ersetzt, kann der Darm ausheilen und wieder ins Gleichgewicht kommen. Mit dieser vorübergehenden strengen sogenannten SCD-Diät, der spezifischen Kohlenhydratdiät, bessert sich die Darmflora, die Darmschleimhaut wird weniger durchlässig, das Immunsystem wird gestärkt und die Nahrungsmittelallergien können sich zurückbilden. Nach einem Jahr können dann viele Nahrungsmittelallergien tatsächlich überwunden sein. Ein weiterer Vorteil der SCD-Diät ist, dass sie den Blutzuckerspiegel senkt. Die Zufuhr von Kohlenhydraten, insbesondere von Zucker und Stärke, erhöht ihn dagegen und trägt zu den Entzündungsprozessen im Gehirn bei; daher wird insgesamt eine kohlenhydratarme Ernährung empfohlen.

Autistische Kinder, insbesondere solche mit schweren Störungen des Darms und des Immunsystems, können jedoch auch gegen viele Nahrungsmittel der SCD-Diät empfindlich sein, insbesondere, wenn sie stark oxalat- und phenolhaltig sind. Daher sollten diese Nahrungsmittel *allmählich* eingeführt werden, immer nur einzeln, und die Eltern sollten über die Reaktionen des Kindes Buch führen. Damit sich auf die Nahrungsmittel der SCD-Diät keine Allergien entwickeln, ist es ratsam, sie in Rotation zu sich zu nehmen.

4. Verbesserung des Ernährungszustands – mit den richtigen Nahrungs- und Nahrungsergänzungsmitteln

Möglichst biologisch kontrollierte Produkte verwenden – keine Mikrowelle benutzen

Über unsere Nahrungsmittel kommen wir mit vielen toxischen Substanzen in Kontakt, zum Beispiel mit Pestiziden und Zusatzstoffen wie künstlichen Aromen, Konservierungsstoffen, Lebensmittelfarben und Geschmacksverstärkern. Da die natürliche Entgiftungs- und Ausscheidungsfähigkeit bei autistischen Kindern beeinträchtigt ist, ist es wichtig, sie mit Nahrungsmitteln biologisch kontrollierter Herkunft zu ernähren, die möglichst arm an Toxinen und Zusatzstoffen sind. Diese haben auch noch den Vorteil, dass sie mehr Nährstoffe enthalten als konventionell erzeugte Nahrungsmittel. Besonders wichtig ist es, auf exzitotoxische Zusatzstoffe wie Natriumglutamat (MSG) und Aspartam zu verzichten.

Essen sollte auch niemals in der Mikrowelle zubereitet werden. Mikrowellen zerstören den Nährwert und wandeln Mineralstoffe, Vitamine sowie andere Nährstoffe in schädliche Substanzen um, zum Beispiel in freie Radikale. Essen, das in der Mikrowelle erhitzt wurde, enthält viele schädliche Stoffe, die Krebs verursachen, das Nervensystem schädigen und die Immunabwehr aktivieren können. Substanzen, die sowohl für die Nieren als auch für das Nervensystem toxisch sind, bilden sich auch, wenn Flaschennahrung für Säuglinge in der Mikrowelle erhitzt wird.[1] Hat das damit gefütterte Baby bereits eine geschädigte Immunabwehr aufgrund von Impfungen, können elektromagnetische Felder und Schwermetalle zusätzlich zur Entwicklung von Autismus beitragen.

Da die meisten autistischen Kinder einen Nährstoffmangel haben, müssen sie reichhaltig und abwechslungsreich biologisch ernährt werden, vorzugsweise in Rotation. Eine SCD-Diät wäre optimal; wenn ihre Einhaltung jedoch eine zu große Herausforderung bedeutet, mag eine Ernährung, die aus je einem Viertel an Kohlenhydraten, Proteinen, Gemüse und Salat besteht, leichter zu akzeptieren sein und sich auch schon als sehr positiv erweisen.

Nahrungsergänzungen bei Autismus

Autistische Kinder leiden an einem Mangel an Vitaminen, Mineralstoffen und anderen Nährstoffen, die der Körper braucht, um die normale Zellaktivität aufrechtzuerhalten. Dieser Mangel entsteht insbesondere dann, wenn sie ihre Nahrungsaufnahme auf einige wenige Gerichte wie Pfannkuchen oder Nudeln beschränken. In solchen Fällen ist es ganz besonders wichtig, dass das Kind lernt, eine abwechslungsreiche Ernährung zu akzeptieren. Nährstoffmangel kann aber auch durch eine Resorptionsstörung des Darms aufgrund fehlender Verdauungsenzyme sowie durch eine Entzündung der Darmschleimhaut, ein Leaky-Gut-Syndrom und andere Faktoren verursacht werden.

Diesen Mangelzuständen sollte man hauptsächlich durch die richtige (geeignete, entsprechend angepasste) Ernährung abhelfen. Zusätzlich braucht das Kind oft Probiotika, nützliche Darmbakterien, die das Darmmilieu verbessern, als Nahrungsergänzungen. In vielen Fällen profitieren autistische Kinder auch von Nahrungsergänzungen mit Verdauungsenzymen. Mineralstoffe, hauptsächlich Magnesium und Zink, sind für Autisten sehr wichtig und sollten als erste empfohlen werden. Mit diesen beiden Mineralstoffen kann der exzitotoxische Schaden im Gehirn eingedämmt und der Stresspegel beim Kind gesenkt werden.

Magnesium

Magnesium ist bei Autismus ein vorrangiges Nahrungsergänzungsmittel und es ist natürlich auch generell für den Menschen sehr wichtig. Es ist maßgeblich beteiligt an mehr als 300 Enzymreaktionen. Der Körper eines Erwachsenen enthält 24 Gramm Magnesium; 60 Prozent davon befinden sich im Skelett, 20 Prozent in den Muskeln. Die Hälfte des intrazellulären Magnesiums liegt in den Muskelzellen vor. Magnesium stabilisiert die Zellmembran und reguliert die Ionenkanäle in der Zellmembran. Es verhindert das uneingeschränkte Feuern der Nervenzellen bei einer Glutamatakkumulation, indem es den Einstrom von Kalziumionen in die Gehirnzellen hemmt, der im Übermaß zu exzitotoxischen Schäden und zum Tod von Gehirnzellen führen kann.

Symptome eines Magnesiummangels sind Reizbarkeit, Geräuschempfindlichkeit, Übererregbarkeit, Angstzustände, Stimmungsschwankungen und eine hypertone Muskelreaktion. Bei einem stärkeren Mangel kann es zu Schlafstörungen, Beinkrämpfen, Zittern und Muskelschwäche kommen.

Zur Verhinderung eines exzitotoxischen Gehirnschadens sollte man unbedingt Magnesium geben, sobald Anzeichen einer Glutamatakkumulation auftreten, zum Beispiel autostimulatives Verhalten, Aggressivität, Zwangsverhalten, Wutanfälle und epileptische Anfälle. Ist das Kind unter massivem Stress, steigt die Glutamatakkumulation, daher wird mehr Magnesium gebraucht.

Magnesiummangel kommt auch bei ADHS sehr häufig vor und die Symptome sind die gleichen wie die eben aufgezählten. Magnesium sollte am besten abends gegeben werden, denn es beruhigt und sorgt für besseren Schlaf.

Zink

Zink ist Bestandteil von mehr als 80 verschiedenen Enzymen. Es ist besonders wichtig für das Immunsystem und für die Verdauung. Die Bildung von GABA ist abhängig von Zink. Wie Magnesium trägt auch Zink zur Regulierung des Kalziumeinstroms in die Gehirnzellen bei. Zinkmangel geht oft mit einem erhöhten Kupferspiegel einher; dieser kann schädlich sein und zur Bildung vieler freier Radikale führen. Ein hoher Kupferspiegel beeinträchtigt seinerseits wiederum die Zinkaufnahme und verringert die Aktivität der zinkabhängigen Enzyme. Die Mehrzahl autistischer Kinder und viele ADHS-Kinder haben einen Zinkmangel.

Kalzium

Kalzium ist der im Körper am meisten vorkommende Mineralstoff und wird hauptsächlich im Skelett gespeichert. Da sich Autisten oft sehr eingeschränkt ernähren, reicht der Kalziumgehalt der Nahrung dann nicht aus. Hinzu kommt, dass seine Resorption aus dem Dünndarm aufgrund von Entzündungen der Darmschleimhaut häufig mangelhaft ist.

Die Kalziumkonzentration in der extrazellulären Flüssigkeit wird im Vergleich zur intrazellulären Konzentration auf hohem Niveau gehalten. Wird die Zellfunktion aktiviert, zum Beispiel durch Nervenimpulse oder Muskelkontraktionen, öffnen sich die Kalziumkanäle und Kalzium strömt rasch in die Zellen ein. Wie bereits erwähnt, kann es durch Akkumulation von Glutamat zu einem hohen intrazellulären Kalziumspiegel und zum Absterben der Zelle kommen, speziell bei gleichzeitigem Magnesiummangel.

Obwohl autistische Kinder normalerweise einen Kalziummangel haben, ist es wichtig, zuerst mit Magnesium zu supplementieren und dann erst Kalzium zu geben, damit das Absterben von Zellen verhindert wird. Werden Kalzium und Magnesium *gleichzeitig* verabreicht, wird hauptsächlich Kalzium in die Zellen aufgenommen – zu Lasten von Magnesium.

Fettsäuren

Fettsäuren, insbesondere Omega-3 (EPA und DHA, das heißt: Eicosapentaen- und Docosahexaensäure), sind sehr wichtig für das Gehirn und das Immunsystem. EPA dämmt die bei Autismus häufigen Entzündungen im Gehirn ein. In vielen wissenschaftlichen Studien wurde bei ADHS, Depressionen und Schizophrenie ein Mangel an Omega-3-Fettsäuren nachgewiesen. Sie unterstützen auch die Ausheilung eines Leaky-Gut-Syndroms, indem sie die Zellverbindungen in der Darmschleimhaut versiegeln.

Behandelt man ADHS und Depressionen mit Omega-3-Fettsäuren, ist das Verhältnis zwischen EPA und DHA wichtig. Damit Omega-3 wirksam wird, sollte es mindestens 2 zu 1 betragen.

Kokosöl

Kokosöl ist sehr sinnvolles Nahrungsmittel bei Autismus. Es hat zwei hauptsächliche Wirkmechanismen, die beide recht hilfreich sind. Zum einen hat es potente antimikrobielle Eigenschaften und zum anderen wirkt es als großartiger Energiespender für das Gehirn.

Die mittelkettigen Fettsäuren des Kokosöls können schädliche Bakterien, Viren, Pilze und Hefen abtöten, zum Beispiel Candida, aber sie schaden den guten Bakterien nicht. Kokosöl verbessert daher die Darmflora, die Entzündungen gehen zurück, das *Leaky Gut* und die Verdauung bessern sich.

Kokosöl ist ketogen, das heißt, es bildet Ketonkörper, die das Gehirn bei einem Glukosemangel als Energiequelle nutzt. Bei Autismus können die Gehirnzellen durch Degeneration aufgrund von oxidativem Stress die Fähigkeit verlieren, Glukose zu resorbieren. Ketone aus Kokosöl können dem Gehirn die Energie liefern, die es braucht, um zu funktionieren und sich normal zu entwickeln.

Kokosöl ist in Kombination mit einer kohlenhydratarmen Ernährung ganz besonders wirksam, denn die Ketonbildung erhöht sich, wenn der Kohlenhydratkonsum reduziert wird.

Parasiten

Das Darmmilieu autistischer Kinder kann nicht nur Nährboden für schädliche Darmbakterien, sondern auch für Parasiten sein. Autistische Kinder haben oft Parasiten; sie können sie beispielsweise von Katzen und Hunden bekommen. Wenn sich die Verdauung durch die Ernährung nicht bessert und vor allem dann, wenn noch Bauchschmerzen bestehen, können Parasiten daran schuld sein. Sie sollten unbedingt beseitigt werden, denn sie können Toxine bilden, die dem Gehirn schaden und dazu führen, dass Vitamine, Probiotika und andere Nahrungsergänzungen nicht dem Kind zugutekommen, sondern den Parasiten, die sich dadurch weiter vermehren. Parasitenbefall kann mit Kräuterpräparaten behandelt werden.

Probiotika

Autistische Kinder haben meist eine Dysbiose, ihr Darm ist mit schädlichen Bakterien überwuchert. Als Ursachen kommen Entzündungen der Darmschleimhaut, Störungen des Immunsystems und wiederholte Antibiotikabehandlung infrage. Die schädlichen Darmbakterien setzen einen Teufelskreis in Gang, der zu noch mehr Entzündungen führt und die Schleimhaut durch die Bildung toxischer Substanzen schädigt. Diese Toxine werden mit dem Blutstrom zum Gehirn transportiert und verschlimmern die autistischen Symptome. Zur Verbesserung der Darmflora bedarf es der richtigen Ernährung und mithilfe von Probiotika können die schädlichen Darmbakterien durch gesunde ersetzt werden. So werden die Ausheilung der Schleimhaut und die Besserung der autistischen Symptome in Gang gesetzt.

Doch bevor man Probiotika gibt, sollte man einen Test auf Parasiten machen und diese nötigenfalls zuerst beseitigen.

Verdauungsenzyme und Salzsäure

Autistische Kinder haben oft zu wenig Verdauungsenzyme, die zum Abbau von Kohlenhydraten wie Stärke und Zucker sowie von Proteinen benötigt werden. Manche Kinder haben auch zu wenig Magensäure, wodurch die Verdauung ebenfalls behindert wird. Eltern haben von Besserungen berichtet, wenn die Kinder Verdauungsenzyme und Salzsäuresupplemente bekamen.

Vitamine

Autistische Kinder mit Magen-Darm-Symptomen und einer mangelhaften Resorptionsleistung haben meist einen Vitaminmangel und müssen Vitaminergänzungen nehmen.

Die Vitamine B, C, D, E, B_{12} und Folsäure haben viele entscheidende Aufgaben im Zellstoffwechsel und sind als Antioxidantien von Bedeutung. Alle B-Vitamine sind ganz besonders wichtig für das Nervensystem. Die meisten autistischen Kinder haben einen Mangel an Vitamin D, das von großer Bedeutung für das Immunsystem ist. Es bekämpft Infektionen (etwa Erkältungskrankheiten und Grippe), da es die Expression von Genen steuert, die dafür sorgen, dass das Immunsystem Bakterien und Viren angreift und zerstört.

Vitamin B_6

Vitamin B_6 ist erforderlich, damit Glutamat in GABA umgewandelt werden kann. Vielen autistischen Kindern mangelt es auch an dem Enzym, das Vitamin B_6 in seine aktive Form umformt. Dadurch kommt es zu Akkumulationssymptomen von Glutamat und schließlich – wie bereits ausgeführt – zu Schäden im Gehirn. Durch Supplementierung mit hohen Dosen von Vitamin B_6, wird dies verhindert und typische Symptome wie autostimulatives Verhalten können vermieden werden. In vielen wissenschaftlichen Studien wurde nachgewiesen, dass dadurch die Sprechfähigkeit und das Sozialverhalten gebessert und Zwangssymptome und Verhaltensstereotypien verringert werden.[2]

Vitamin-B_6-Supplemente sollten immer mit anderen Vitaminen und Mineralstoffen kombiniert werden. Magnesium ist besonders wichtig, da der Körper Vitamin B_6 bei einem Magnesiummangel nicht nutzen kann.

Vitamin B_{12}

Vitamin B_{12} ist ein lebensnotwendiges Vitamin, das nur im Darm von Tieren gebildet werden kann, nicht aber von Menschen oder Pflanzen. Es wird aus tierischer Nahrung resorbiert, seine Aufnahme ist kompliziert und besonders bei Menschen mit einer Gluten-Sensitivität und Zöliakie ist sie leicht zu blockieren.

Vitamin B_{12} spielt für die normale Funktion von Gehirn und Nervensystem sowie für die Bildung der Blutkörperchen eine Schlüsselrolle und ist am

Stoffwechsel aller Zellen beteiligt. Es ist unverzichtbar für die DNS-Synthese und für die Zellteilung und es wird für den Aufbau einer gesunden Darmschleimhaut, die Bildung der Myelinscheiden um die Nervenfasern sowie für die Übertragung von Nervenimpulsen gebraucht.

Werdende Mütter, die an einem schweren Vitamin-B_{12}-Mangel leiden, geben ihn an ihre Kinder weiter, es fehlt dann in der Muttermilch, sodass der Säugling durch das Stillen ebenfalls einen Mangel entwickelt. Normalerweise zeigen sich dann nach vier bis zwölf Monaten Symptome, in schweren Fällen schon früher. In vielen Fällen werden diese Kinder weiterhin gestillt und verweigern fertige Babymilch oder normales Essen; das verschärft den Vitamin-B_{12}-Mangel noch. Symptome können sein: hypotone Muskeln, Fütterungsprobleme, eine Entwicklungsverzögerung, Gedeihstörungen, Lethargie, Reizbarkeit, unwillkürliche Bewegungen, Krampfanfälle und zerebrale Atrophie (Schwund von Hirngewebe). Unwillkürliche Bewegungen und Krampfanfälle sind manchmal die ersten Symptome eines Vitamin-B_{12}-Mangels. Bleibt ein gravierender Mangel über lange Zeit bestehen, kommt es bei diesen Säuglingen zu schweren Entwicklungsstörungen in der Motorik und der geistigen Leistungsfähigkeit.

Einen B_{12}-Mangel kann man bei kleinen und bei größeren Kindern beobachten, zum Beispiel bei solchen, die als Säuglinge wegen Krampfanfällen eine Zeit lang mit dem Vitamin behandelt wurden. Auch Kinder mit Zöliakie oder einer Gluten-Sensitivität und einer gestörten Resorptionsfähigkeit von B_{12} laufen Gefahr, einen Mangel zu entwickeln. Die Symptome können hier Müdigkeit, Apathie, Depressionen sowie Aufmerksamkeits- und Konzentrationsschwierigkeiten sein. Solche Kinder werden selten richtig diagnostiziert. Stattdessen stellt man die Diagnose ADS und behandelt sie mit zentral wirksamen Stimulanzien. Bettnässende Kinder können aufgrund einer durch Vitamin-B_{12}-Mangel verursachten Entzündung der Nerven eventuell die Blase nicht kontrollieren.

Auch autistischen Kindern fehlt wegen ihrer Resorptionsstörungen und der eingeschränkten Ernährungsweise oft B_{12}. Gibt man ihnen Methylcobalamin, kommt es zu einer Besserung der Wahrnehmung, der Kommunikation und des sprachlichen Ausdrucks.

Diagnosestellung und Behandlung mit Vitamin B_{12}

Einen B_{12}-Mangel kann man mit Bluttests diagnostizieren, die aber möglicherweise nicht immer zuverlässig sind. Das Problem bei diesen Tests ist, dass sie nichts über die Menge an B_{12} in der Leber aussagen, wo es gespeichert wird. Liegt ein schwerer Mangel vor, fehlen auch Kobalt und Molybdän; das ist mit Bioresonanztestung feststellbar. Ist dies der Fall, ist es ein Hinweis darauf, dass der B_{12}-Speicher leer ist. Mithilfe der Bioresonanztestung kann man auch Nervenentzündungen und Nervenschmerzen diagnostizieren, die bei B_{12}-Mangel sehr häufig vorkommen und von der etablierten Medizin oft ignoriert werden.

Wegen der gestörten B_{12}-Resorption aus dem Verdauungstrakt sollte das als Supplement verabreichte Vitamin nicht geschluckt werden. Kinder und Erwachsene, bei denen der Verdacht auf einen Mangel besteht oder der Mangel bereits diagnostiziert wurde, sollten es (in Form des Wirkstoffs Methylcobalamin) als Injektion bekommen oder als Nasenspray. Methylcobalamin ist nebenwirkungsfrei und im Falle eines Mangels zeigen sich bei ausreichender Dosierung (ein Kind bekommt 2–5 mg täglich) schon bald die positiven Wirkungen. Meiner Erfahrung nach ist es wirksamer, täglich Methylcobalamin als Nasenspray zu geben, statt drei Mal in der der Woche eine subkutane Spritze zu setzen. [Bitte achten Sie darauf, dass Sie Vitamin B_{12} auch wirklich als Methylcobalamin und nicht als Cyanocobalamin bekommen, das weithin verbreitet und billiger, aber weniger wirksam ist. Anm. d. Übers.]

Besteht ein B_{12}-Mangel, fehlen meist auch andere B-Vitamine. Daher ist es wichtig, dass das Kind neben B_{12} noch weitere B-Supplemente bekommt. Ganz besonders ist hier die Folsäure zu nennen, die der Körper braucht, um B_{12} nutzen zu können.

5. Ausleitung von Schwermetallen – mit Chelatbildnern und Zeolithen

Chelatbildner (auch Komplexbildner genannt) wie DMSA und EDTA werden zur Schwermetallentgiftung eingesetzt und sind auch schon bei Autisten angewendet worden. Dabei muss man die Nieren- und Leberfunktion engmaschig überwachen.

Von EDTA kennt man erhebliche Nebenwirkungen, unter anderem, dass es zum Schwinden notwendiger Elektrolyten führen kann (potenziell bis zum Herzstillstand und zum Tod). Daher muss eine EDTA-Therapie ärztlich begleitet werden. Zu den Nebenwirkungen von DMSA gehören Durchfälle, Übelkeit, Erbrechen, Appetitlosigkeit und Ausschläge.

Zeolithe stellen eine sicherere Alternative zur Chelation dar und werden auch häufig zur Schwermetallentgiftung benutzt. Zeolithe sind ein kristallines Aluminiumsilikat, das aus Bentonit hergestellt wird. Sie haben eine einzigartige offene Kristallgitterstruktur und sind negativ geladen, sodass sie Schwermetalle und Gifte anziehen und ihre Ausscheidung aus dem Körper ermöglichen. Bei diesem Prozess wird das Aluminium nicht freigesetzt, sondern verbleibt in der Zeolith-Struktur.

Es gibt viele Studien, die nachweisen, dass es bei Tieren positive Wirkungen zeigt und den Mineral- oder Vitamingehalt des Blutes nicht beeinflusst. In einer Studie mit Menschen wurde nachgewiesen, dass die Ausscheidung von Schwermetallen über den Urin durch Zeolithe erhöht wird, ohne dass das Gleichgewicht der Elektrolyte gestört wird. Die Ergebnisse dieser Studie legen nahe, dass die Einnahme eines Zeolith-Supplements über einen längeren Zeitraum zur Ausscheidung von Schwermetallen und Toxinen führen kann, die in verschiedenen Geweben gespeichert waren. Bei den Probanden dieser Studie kam es nicht zu spürbaren Nebenwirkungen.[3]

In meinem Stockholmer Zentrum verwenden wird seit ein paar Jahren Zeolithe zur Schwermetallentgiftung. Mit Bioresonanztestung kann man feststellen, wie hoch die Belastung durch Quecksilber, Blei, Cadmium und andere Schwermetalle ist. Bei empfindlichen Menschen und bei Autisten beginnen wir mit minimalen Zeolithdosen, manchmal mit einem Hundertstel der empfohlenen Dosis, und schlagen vor, sie langsam zu steigern, damit es nicht zu Unwohlsein kommt. Außer solchen Reaktionen bei einer zu hohen Anfangsdosierung haben wir keine anderen Nebenwirkungen der Zeolithe festgestellt. Nach zwei oder drei Monaten testen wir erneut auf Schwermetalle und prüfen, ob noch Rückstände vorhanden sind. Meist dauert es zwischen drei und sechs Monaten, bis sie ganz ausgeleitet sind. Wir supplementieren immer Zink und Magnesium, und wenn die Ausleitung länger dauert, auch Spurenelemente.

6. Stärkung der Immunabwehr

Bei Autismus ist die Sanierung des Immunsystems eine entscheidende Maßnahme. Und in erster Linie sollte man alles meiden, was ihm zusätzlich schadet, zum Beispiel elektromagnetische Felder. Damit das Immunsystem wieder in Ordnung gebracht wird, muss zuerst der Darm ausheilen, in dem 80 Prozent unseres Immunsystems lokalisiert sind. Voraussetzung dafür, dass der Darm gesunden kann, ist die richtige Ernährung. Am wichtigsten ist es, Kasein, Gluten und Soja aus dem Speiseplan zu streichen, da diese Nahrungsbestandteile die Darmfunktionen schwerwiegend schädigen, Allergien und Darmentzündungen verursachen, die Immunabwehr schwächen und Entzündungen im Gehirn hervorrufen können. Nach den genannten müssen dann eventuell noch weitere Nahrungsbestandteile weggelassen werden.

Von Quecksilber weiß man, dass es das Immunsystem schädigt und ein Leaky-Gut-Syndrom verursacht, daher muss es ebenfalls entfernt werden. Auch Parasiten müssen bekämpft werden, damit der Darm gesunden und ordnungsgemäß funktionieren kann.

Unser Immunsystem hängt in hohem Maße von der Darmflora ab. Bei Autisten liegt meist eine Überwucherung mit schädlichen Darmbakterien und in der Regel eine Candida-Infektion vor, insgesamt eine Dysbiose, die die Immunabwehr blockiert und ein Leaky-Gut-Syndrom verursacht. Dem sollte unbedingt Einhalt geboten werden.

Schränkt man den Konsum von weißem Zucker, Laktose, Maltose und stärkereichen Nahrungsmitteln wie Getreide, Reis, Mais, Bohnen und Kartoffeln ein und ersetzt sie durch Gemüse, Obst, Fisch, Eier, Nüsse und Fleisch, kann der Darm ausheilen und wieder ins Gleichgewicht kommen. Mit dieser bereits erwähnten SCD-Diät (also der spezifischen Kohlenhydratdiät) bessern sich Darmflora und *Leaky Gut*, das Immunsystem wird gestärkt und Nahrungsmittelallergien können sich zurückbilden. Zur Unterstützung der Ansiedelung guter Darmbakterien können Probiotika eingesetzt werden.

Kapitel 14

Fortbestehende Reflexe und wie Sie sie integrieren können

Bei autistischen Kindern gibt es immer Reflexe, die noch aktiv sind; bei jedem Kind sind es andere. Die häufigsten von ihnen, die die meisten Probleme verursachen, sind die beiden Stressreflexe (der Furcht-Lähmungs- und der Moro-Reflex) sowie die Reflexe, die sich auf die Feinmotorik und die Sprache auswirken.

Kinder mit Autismus oder ASD haben meist eine sehr geringe Stresstoleranz und reagieren hypersensibel auf Sinnesreize. Sie sind nicht in der Lage, diejenigen Reize im Hirnstamm herauszufiltern, die zur Überstimulation des Gehirns und zur Akkumulation von Glutamat führen. Diese Überempfindlichkeit kann auch als Zeichen eines aktiven Furcht-Lähmungs-Reflexes angesehen werden. Er kann nicht nur viele schwierige Symptome verursachen, zum Beispiel den autistischen Rückzug und die Überempfindlichkeit auf Sinnesreize, sondern auch zu Übelkeit und Benommenheit als Reaktion auf die rhythmischen Übungen führen; daher sollte dieser Reflex unbedingt integriert werden.

Für schwer autistische Kinder stellt die Feinmotorik meist eine große Herausforderung dar. Sie scheinen nicht zu verstehen, wie sie ihre Hände benutzen sollen, und haben oft Schwierigkeiten, einen Stift zu halten, zu schreiben und zu zeichnen. Gleichzeitig bereitet aber auch die Artikulation oft Schwierigkeiten und manchmal kommt es durch die mangelhafte Beweglichkeit von Mund, Zunge und Wangen zur Speichelabsonderung. Schlechte Artikulation kann einer Schädigung des Kleinhirns, aber auch nicht integrierten Hand- und Fußreflexen, in erster Linie dem Babkin- und dem Plantar-Reflex, zuzuschreiben sein. Greif- und Hochziehreflex beeinflussen die Feinmotorik ebenfalls und sind bei Autismus meist aktiv.

Der Furcht-Lähmungs-Reflex

Wie bereits erwähnt, ist der Furcht-Lähmungs-Reflex kein primitiver Reflex, da weder die Sinne noch das Nervensystem schon genügend entwickelt sind, um ein Reflexmuster hervorzubringen. Stattdessen kommt er durch direkte Informationsübertragung zwischen den Zellen zustande, zum Beispiel durch elektromagnetische Frequenzen unmittelbar an alle Zellen des Körpers.

Einzeller reagieren auf Stress, indem sie sich von der Gefahrenquelle entfernen, gleichgültig, ob es sich um ein Gift oder um etwas anderes Bedrohliches handelt. Doch die fötalen Zellen können nirgendwohin ausweichen. Sie schützen sich stattdessen vor der Umgebung, indem sie Stressproteine produzieren, die die Zellmembranen weniger durchlässig machen und den aktiven Transport durch die Zellmembran verringern. Gleichzeitig ist der Fötus starr und bewegt sich nicht.

Der Furcht-Lähmungs-Reflex ist der erste der Schutzreflexe, die bei Stress ausgelöst werden, und er unterscheidet sich von den anderen Schutzreflexen, die sich später entwickeln, dem Moro-Reflex und dem Kampf-oder-Flucht-Muster. Er sollte zwölf Wochen nach der Empfängnis integriert sein, wenn sich der Moro-Reflex zu entwickeln beginnt. Wird der Furcht-Lähmungs-Reflex bei Neugeborenen durch schweren Stress, zum Beispiel eine Impfung oder starke elektromagnetische Felder ausgelöst, so wird das parasympathische Nervensystem aktiviert. Dadurch kann es zu einer Verminderung der Herzfrequenz, in Extremfällen sogar zu Atemstillstand und bei empfindlichen Kindern zum plötzlichen Kindstod kommen.

Wenn der Furcht-Lähmungs-Reflex ausgelöst wird, machen wir „alle Schotten dicht“. Das Reflexmuster wurde mit dem Bild eines erschrockenen Kaninchens beschrieben, das völlig bewegungsunfähig auf der Stelle erstarrt ist. Wird der Reflex bei einem Kind oder einem Erwachsenen ausgelöst, kann es zu einer Schockreaktion mit Bewegungsunfähigkeit, Panik und extremer Angst kommen; es gibt jedoch keine Berichte über Atemstillstand mit nachfolgendem Tod bei älteren Kindern und Erwachsenen; das ist möglicherweise auf einen aktiven Moro-Reflex oder auf eine *kompensatorische* Sympathikusreaktion zurückzuführen, die nach der anfänglichen Reaktion des Parasympathikus mit Erstarrung und Rückzug erfolgt.

Umstände, die die Integration des Furcht-Lähmungs-Reflexes verhindern

Sowohl seelische als auch körperliche Faktoren können den Reflex beim Fötus auslösen und seine Integration blockieren. Emotionale Faktoren könnten bei der Mutter eine stressige oder ungewollte Schwangerschaft oder auch eine schwere Krankheit sein. Beim autistischen Kind wäre eher der von äußeren Faktoren stammende Stress zu nennen, zum Beispiel durch Virusinfektionen, Quecksilber wegen der Amalgamfüllungen in den Zähnen der Mutter oder Impfungen, die die Mutter während der Schwangerschaft erhält. Umweltverschmutzung und Strahlenbelastung durch Mobiltelefone und schnurlose Netzwerktechnik können weitere Faktoren sein.

Symptome eines aktiven Furcht-Lähmungs-Reflexes

- Augenkontakt verursacht Stress
- geringe Stresstoleranz
- Dunkelangst
- Überempfindlichkeit gegenüber Licht, visuellen Eindrücken, Berührung, Geruch und Geschmack
- oft schwere Gleichgewichtsstörungen und eine Veranlagung zur Reisekrankheit sowie ein schwach ausgeprägter Gleichgewichtssinn
- Während der passiven Schaukelübungen, die den Kopf einbeziehen, kann es bei Kindern zu Übelkeit kommen, sie machen sich steif oder sie versuchen, sich diesen Übungen zu entziehen.

Kinder mit einem aktiven Furcht-Lähmungs-Reflex entwickeln verschiedene Strategien, um sich gegenüber der Außenwelt abzuschotten, damit sie nicht mit Eindrücken und Stress überfrachtet und durch Furcht gelähmt werden. Solche Strategien können zum Beispiel sein:

- extreme Schüchternheit,
- Ablehnung von Veränderungen, schlechte Anpassungsfähigkeit, Mangel an Kooperation, Negativismus, oppositionelles Verhalten,
- Zwangssymptome,
- schwere Wutausbrüche, wenn das Kind sich nicht zu bewältigenden Forderungen nicht entziehen kann

Integrieren des Furcht-Lähmungs-Reflexes

Da der Furcht-Lähmungs-Reflex eine stressbedingte Zellreaktion ist, muss man sich um die Stressursache kümmern, um den Reflex zu integrieren. Wird er ständig durch elektromagnetische Strahlung ausgelöst, kann er erst integriert werden, wenn der Elektrostress reduziert ist. Dasselbe gilt, wenn er durch Gifte in der Umwelt oder im Körper oder durch Nahrungsmittel-Unverträglichkeiten verursacht wird. Bei Autisten müssen die elektromagnetischen Stressquellen verringert, der Darm durch geeignete Ernährungsmaßnahmen ausgeheilt, Schwermetalle aus dem Körper ausgeleitet werden.

Es gibt auch spezielle Bewegungsübungen zur Integration dieses Reflexes, sogenannte pränatale Übungen, die denen des Fötus während der ersten Monate nach der Empfängnis ähnlich sind. Sie gehen auf die Australierin Claire Hocking zurück und sind nach meiner Erfahrung in Kombination mit den anderen empfohlenen Maßnahmen hervorragend zur Integration des Reflexes geeignet, wenn sie mindestens einen Monat oder auch länger täglich gemacht werden. Später genügt es eventuell, sie regelmäßig ein oder zwei Mal in der Woche zu machen, damit der Reflex integriert bleibt. Die Wirksamkeit dieser Übungen ist ein Hinweis darauf, dass ähnliche frühe Bewegungen zur Reflexintegration beim Fötus wichtig sind.

Wie bereits erwähnt, kann es bei autistischen Kindern jedoch auch durch diese Übungen zu einer Überstimulation, zu schweren emotionalen Reaktionen und autostimulativem Verhalten kommen, insbesondere, wenn den äußeren Stressfaktoren und den Nahrungsmittel-Unverträglichkeiten nicht entsprechend Rechnung getragen wurde. Es empfiehlt sich immer, die pränatalen Übungen erst dann einzuführen, wenn das Kind die rhythmischen Übungen beherrscht.

Der Moro-Reflex

Der Moro-Reflex beginnt nach der 12. Schwangerschaftswoche, sich zu entwickeln, sollte in der 30. Woche voll ausgebildet und normalerweise etwa vier Monate nach der Entbindung integriert sein. Wird der Furcht-Lähmungs-Reflex nicht gehemmt, kommt es zur *Blockade* der Entwicklung und der späteren Integration des Moro-Reflexes. Daher ist dieser bei einem persistierenden Furcht-Lähmungs-Reflex meist ebenfalls noch aktiv.

Der Moro-Reflex wird durch starke und unangenehme Stimulation des Gleichgewichts-, des Gehör-, des Sehsinns oder der Tiefensensibilität ausgelöst, zum Beispiel durch eine rasche Veränderung der Kopfposition, einen lauten Ton, einen erschreckenden visuellen Reiz, eine unangenehme Berührung oder eine plötzliche Veränderung der Lage. Das Baby reagiert in charakteristischer Weise.

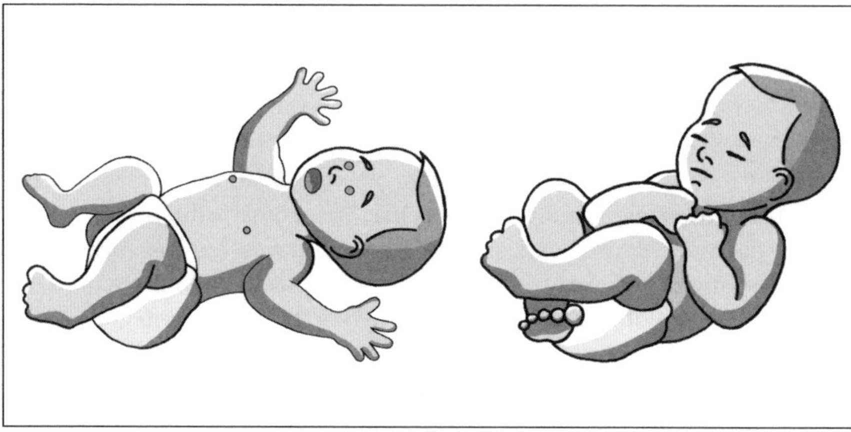

Zuerst tut es einen tiefen Atemzug und streckt Arme und Beine vom Körper weg. Dann werden Arme und Beine zur Körpermitte hin gebeugt und das Kind beginnt zu schreien.

Im Gegensatz zum Furcht-Lähmungs-Reflex stimuliert der Moro-Reflex das sympathische und nicht das parasympathische Nervensystem. Es kommt zur Ausschüttung von Adrenalin aus dem autonomen Nervensystem und aus dem Nebennierenmark. Das Adrenalin bewirkt eine Hypersensibilität des Tast-, Seh- und Gehörsinns, die Pupillen erweitern sich und das Kind nimmt die geringste Bewegung im peripheren Gesichtsfeld sowie das leiseste Geräusch wahr. Nach dem anfänglichen erschreckenden Sinnesreiz hält diese Empfindlichkeit eine gewisse Zeit an, da es eine Weile dauert, bis das Adrenalin wieder aus dem System entfernt ist. Bei aktiviertem Moro-Reflex wird auch das Stresshormon Kortisol aus der Nebennierenrinde ausgeschüttet.

Im Mutterleib unterstützt der Moro-Reflex das Training der Atemmuskulatur des Fötus. Wenn die Hebamme ihn beim Neugeborenen auslöst, um die Atmung in Gang zu setzen, zum Beispiel, indem sie es leicht nach hinten fallen lässt, kommt es zur Moro-Reaktion und das Baby beginnt zu schreien. Bei Kindern, die vor der 30. Schwangerschaftswoche geboren werden, ist dieser Reflex nicht auslösbar, weil er noch nicht voll ausgebildet ist.

Wird der Moro-Reflex aktiviert, dann werden die Verteidigungsmechanismen des Körpers in Alarmbereitschaft versetzt. Das sympathische Nervensystem und die Nebennieren werden stimuliert und die Stresshormone Adrenalin und Kortisol ausgeschüttet. Durch Adrenalin werden die Sinne hypersensibel.

Ein persistierender Moro-Reflex führt zu verschiedenen Auffälligkeiten bei einem oder mehreren Sinnesorganen.

- Sehsinn: Große Pupillen mit langsamer Reaktion auf Licht, dadurch schlechtes Dämmerungssehen und Lichtüberempfindlichkeit. Tendenz zum Schielen beim Nahsehen und beim Sehen in die Ferne.
- Gehörsinn: Geräuschüberempfindlichkeit, allgemein oder gegenüber bestimmten Geräuschen; Schwierigkeiten, Hintergrundlärm auszublenden.
- Gleichgewichtssinn: Überempfindlichkeit gegenüber vestibulärer Stimulation, Reisekrankheit, Probleme mit dem Gleichgewicht.
- Tastsinn: Überempfindlichkeit gegenüber Berührung
- Tiefensensibilität: Überempfindlichkeit gegenüber einem plötzlichen Wechsel der Position

Sowohl der bereits integrierte Moro-Reflex als auch der Furcht-Lähmungs-Reflex können in Situationen mit großem körperlichem und seelischem Stress aktiviert werden. Dies ist meist bei Erwachsenen mit Burn-out oder chronischer Müdigkeit der Fall.

Der Moro-Reflex kann integriert werden, indem man das Reflexmuster vier bis sechs Mal langsam wiederholt. Bevor diese Übungen gemacht werden, sollte unbedingt zuerst der Furcht-Lähmungs-Reflex in der beschriebenen Weise integriert werden, da diese Reflexintegrationsübungen sonst zu starken emotionalen und autostimulativen Reaktionen führen können.

Der Babkin-Reflex

Der Babkin-Reflex ist bei Autisten meist aktiv und sorgt für Probleme mit der Feinmotorik und manchmal mit der Artikulation.

Leichter Druck auf die Handflächen eines Babys löst den Reflex aus. Dann öffnet es den Mund, neigt den Kopf nach vorn oder zur Seite. Beim Saugen an der Mutterbrust kann man auch unwillkürliche Handbewegungen beobachten. (Siehe Abbildung Seite 126)

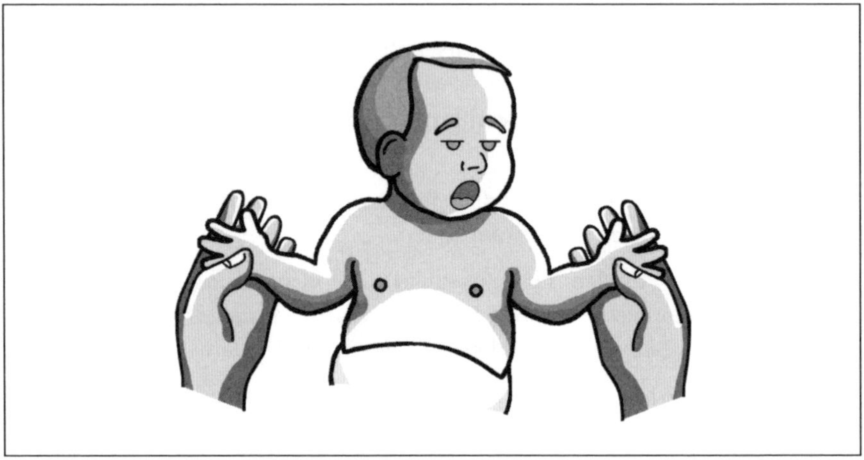

Der Babkin-Reflex entwickelt sich im zweiten Monat nach der Empfängnis und ist während der ersten drei oder vier Monate nach der Geburt aktiv. Durch diesen Reflex kann das Baby automatisch die Brust mit den Händchen stimulieren, um den Milchfluss anzuregen, wenn es gestillt wird. Dem Babkin-Reflex entspricht der Plantar-Reflex in den Füßen, der bei Tieren eine ähnliche Funktion hat. Sie stimulieren die Zitzen mit ihren Hinterpfoten. Beim Saugen bewegt das Baby nicht nur seine Hände, es beugt auch die Zehen.

Werden Plantar- und Babkin-Reflex durch sanften Druck auf die Fußballen beziehungsweise die Handflächen ausgelöst, öffnet das Baby den Mund und macht Saugbewegungen.

Symptome eines nicht integrierten Babkin-Reflexes

- Schwacher Muskeltonus der Hände, hyperflexible Finger,
- Probleme mit der Steuerung der Handbewegungen,
- beeinträchtigte Feinmotorik,
- Probleme mit dem Sprechen,
- mangelhafte Artikulation,
- Überempfindlichkeit gegenüber der Berührung der Handflächen,
- Überempfindlichkeit des Gesichts,
- unwillkürliche Mund- und Zungenbewegungen beim Schreiben, beim Spielen eines Instruments oder beim Schneiden mit einer Schere.

Aufgrund der Artikulationsschwierigkeiten wird das entsprechende Areal des sensorischen Kortex im linken Scheitellappen nicht richtig stimuliert; dadurch kann die phonologische Fähigkeit gehemmt und die Geräuschwahrnehmung erschwert sein. Durch rhythmische Bewegungen und Integration des Babkin'schen Palmomentalreflexes bessern sich Artikulation und phonologische Fähigkeit.

Integrieren des Babkin-Reflexes

1. In Bauchlage: Schaukeln oder Wiegen des Körpers in Längsrichtung

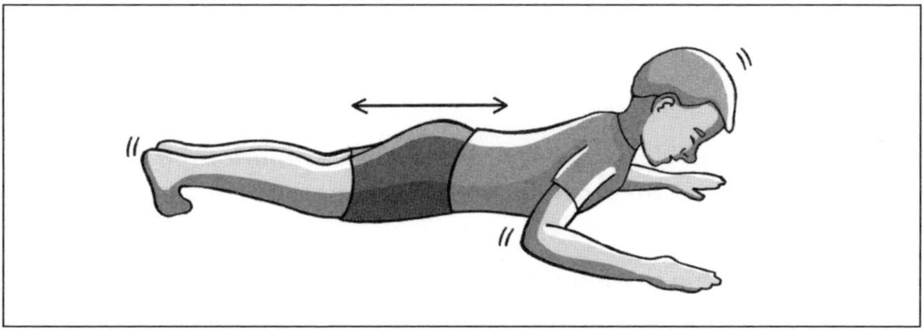

Dies ist ein angeborenes Bewegungsmuster, das Babys normalerweise machen, wenn sie älter als sechs Monate sind und bevor sie zu krabbeln beginnen. Dafür ist gute Koordinationsfähigkeit erforderlich – etwas, was autistischen Kindern von jeher fehlt oder ihnen durch eine Kleinhirnschädigung verloren gegangen ist. Autistischen Kindern, insbesondere denjenigen, die Probleme mit der Steuerung der Hand- und Fußbewegungen haben, ist es daher nicht möglich, diese Übung zu machen, selbst wenn sie als Babys dazu in der Lage waren.

In solchen Fällen könnten Sie dem Kind mithilfe eines Skateboards zeigen, wie es sich (daraufliegend) mit den Händen vorwärtsbewegen kann. Schafft es diese Übung, tut es sich mit dem Erlernen des Schaukelns oder Wiegens in Längsrichtung leichter.

2. Schaukeln auf allen Vieren – die gestreckten Finger und die Handflächen liegen am Boden auf.

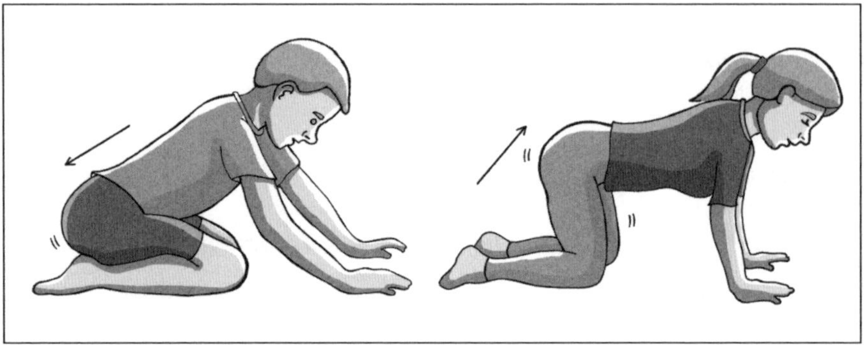

3. Drücken Sie mit den Daumen sanft auf die Handflächen des Kindes und bitten Sie es, abwechselnd eine Faust zu machen und die Hände auszustrecken.

Sie können dazu ein rhythmisch passendes Kinderlied singen (zum Beispiel „Morgen kommt der Weihnachtsmann", wenn es auch zeitlich passt) oder so tun, als wollten Sie das blinkende Blaulicht auf einem Polizeiauto oder Krankenwagen imitieren.

4. Bitten Sie das Kind, die Finger auszustrecken und seine Hände sanft auf Ihre Hände zu drücken.

Sie könnten so tun, als würde es einen Fahrschein stempeln.

Der Greifreflex und der Hochziehreflex

Beide Reflexe sind bei Autisten oft aktiv und können die Beweglichkeit der Hände beeinträchtigen.

Eine Woche nach der Entbindung kann der *Greifreflex* normalerweise ausgelöst werden, indem man in jede Hand des Babys einen Finger legt. Es umfasst die Finger mit festem Griff, dadurch können Sie es hochziehen und dabei streckt es die Arme. (Abbildung Seite 129 oben) Greift es nach Dingen und lässt sie wieder los oder beginnt es, Dinge wegzuwerfen, wird der Reflex allmählich integriert. Er sollte ein Jahr nach der Geburt integriert sein.

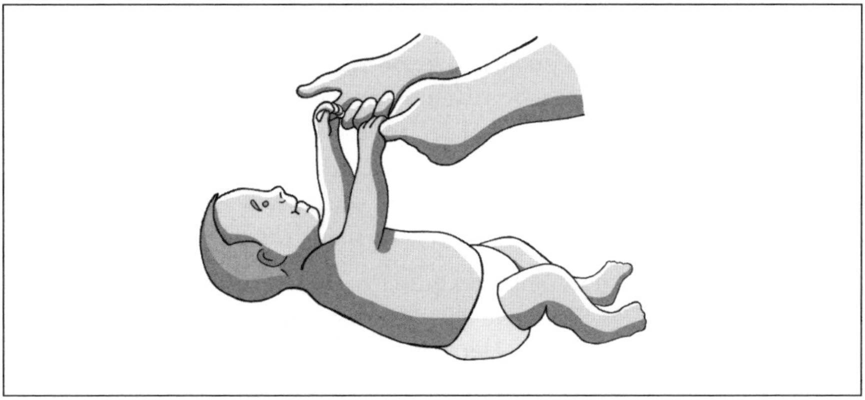

Der ***Hochziehreflex*** ist normalerweise unmittelbar nach der Entbindung aktiv. Er wird ausgelöst, wenn man das Baby an den Handgelenken fasst und es zu sich heranzieht. Es beugt seine Arme und unterstützt damit das Aufrichten zum Sitzen. Bleibt der Hochziehreflex aktiv, so verursacht er Verspannungen in den Unterarmen; dadurch fällt das Schreiben schwer. (Siehe Abbildung unten)

Im Alter von zwei Monaten verbindet sich der Greifreflex mit dem Hochziehreflex und sie bilden eine Funktionseinheit: Wenn Sie Ihre Finger in die Handflächen des Babys legen, umklammert es sie und beugt seine Arme, damit Sie ihm besser helfen können, sich zum Sitzen aufzurichten. Durch diese beiden Reflexe lernt das Baby, Gegenstände mit den Händen zu fassen und sie in den Mund zu stecken. Sie unterstützen damit die Integration des Babkin-Reflexes.

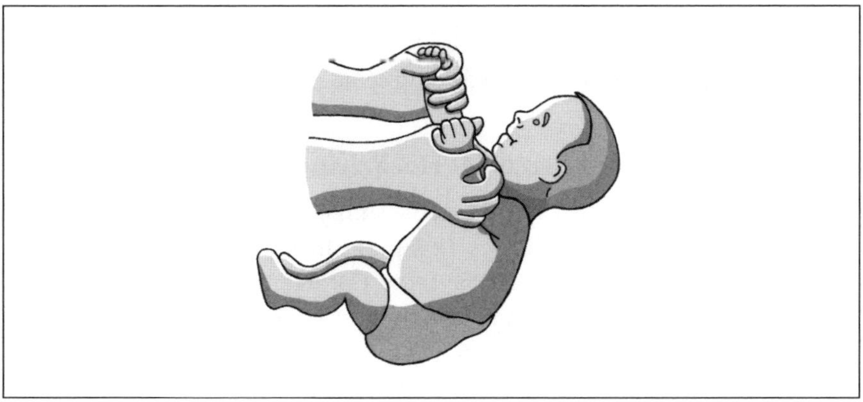

Anzeichen nicht integrierter Greif- und Hochziehreflexe

Wird der Greifreflex nicht integriert, beeinträchtigt das die Feinmotorik des Kindes. Autistische Kinder haben, wenn sie noch klein sind, anfangs eventuell Probleme damit, ihren Griff wieder zu lösen, doch ein paar Jahre später haben sie stattdessen möglicherweise Schwierigkeiten damit, richtig zuzufassen; die Kraft in ihren Händen kann sehr gering sein. Die Fähigkeit, nach Dingen zu greifen und sie festzuhalten, kann manchmal sehr mangelhaft sein.

Ein nicht integrierter Greifreflex führt zu Schwierigkeiten beim Schreiben und Zeichnen. Das Kind fasst den Stift nicht richtig oder zu fest und das Schreiben wird meist zu einer Herausforderung. Autistische Kinder haben oft Probleme mit dem Steuern der Handbewegungen; bei manchen geht das so weit, dass sie überhaupt nicht zeichnen und schreiben können.

Ein nicht integrierter Hochziehreflex verursacht Verspannungen und Probleme mit dem Muskeltonus in den Unterarmen. Manche Kinder halten ihre Arme ständig im Ellbogen gebeugt und die Hände zu Fäusten geschlossen, andere haben vielleicht genau damit Probleme. Ein Zeichen dafür, dass der Reflex nicht integriert ist, ist auch das Schlenkern mit den Unterarmen – ein häufiges autostimulatives Verhalten bei autistischen Kindern.

Überprüfen und Integrieren des Greifreflexes

Das Kind liegt auf dem Rücken und hält die Arme ausgestreckt nach oben. Wenn Sie es bitten, Ihre Finger zu umfassen, können Sie spüren, in welchem Maße der Greifreflex integriert ist. Umfasst es sie sehr fest und hat Schwierigkeiten damit, den Griff wieder zu lösen, oder kann es gar nicht zufassen und der Griff ist sehr locker, dann ist der Greifreflex nicht integriert.

Der Reflex ist integriert, wenn das Kind Ihre Finger so fest wie möglich umgreifen kann, während Sie gleichzeitig seine Arme leicht strecken.

Überprüfen und Integrieren des Hochziehreflexes

Das Kind liegt auf dem Rücken, die Arme sind gebeugt und die Ellbogen auf Höhe der Brust dicht am Körper. Legen Sie Ihre Daumen jeweils in eine Hand des Kindes und umfassen Sie seine Handgelenke. Bitten Sie es, Ihre Daumen so fest wie möglich zu umfassen, und ziehen Sie es sehr sanft hoch. Beginnen die Arme, sich zu beugen, oder ist das Kind nicht in der Lage, sie gebeugt zu halten, dann ist der Reflex nicht integriert.

Der Hochziehreflex ist integriert, wenn das Kind Ihre Daumen so fest wie möglich umgreifen und gleichzeitig seine Arme beugen kann. Ziehen Sie es dann sanft hoch. Hat es Probleme damit, die Arme gebeugt zu halten, so bitten Sie es, sie zu beugen.

Spiele zur Verbesserung der Feinmotorik, die Sie dem Kind beibringen können:

- Sich auf ein Skateboard (oder auf ein Kissen) legen und sich mit den Händen vorwärtsziehen
- Papier zusammenknüllen und wegwerfen
- Fingerspiele aller Art

Kapitel 15

Bioresonanz und hyperbare Sauerstofftherapie

Bevor Möglichkeiten der therapeutischen Anwendung des Resonanzprinzips vorgestellt werden, folgt hier *zunächst ein Exkurs über die Geschichte der Physik und speziell über die Quantenphysik*, die den therapeutischen Anwendungen zugrunde liegt.

Der mechanische Reduktionismus

Anno 1687 formulierte Newton seine Bewegungs- und Gravitationsgesetze und zeigte damit, dass die Bewegungen von Objekten im Raum, zum Beispiel von Himmelskörpern, nur von ihrer Ausgangsposition, von der Geschwindigkeit und von den Kräften abhängig sind, die darauf einwirken. Newtons Theorie wurde zum Fundament der mechanischen Konzeption der Welt, die in der wissenschaftlichen Medizin und der Biochemie immer noch gültig ist. In diesem mechanischen Modell wurde die Welt auf eine Anzahl fundamentaler Elemente, Objekte, Atome oder Partikel reduziert, die in keinem inneren Zusammenhang stehen. Sie sind unabhängig und getrennt voneinander und können einander nur durch physikalische Kräfte und Gravitation beeinflussen.

Diese Anschauung hatte enorme Folgen und beeinflusste in den nachfolgenden 300 Jahren alle Naturwissenschaften. Wissenschaftler postulierten, dass ähnliche Gesetze in anderen Naturwissenschaften anwendbar seien – das war der sogenannte mechanische Reduktionismus. Könnten solche Gesetze für jede Wissenschaft formuliert werden, wären Vorhersagen über die Entwicklung verschiedener Systeme ebenso möglich wie Newtons Vorhersagen über die Umlaufbahnen und Umlaufzeiten von Planeten. Damit wären die Grundlagen für die wissenschaftliche Untersuchung gelegt.

Nach Pasteurs Entdeckung der Bakterien Mitte des 19. Jahrhunderts geriet auch die wissenschaftliche Medizin unter den Einfluss der mechanischen Konzeption der Welt. Erst im 20. Jahrhundert wurde dieses Modell von der wissenschaftlichen Medizin voll anerkannt und führte zu dem Bestreben, die Ursache einer Krankheit auf *einen* Faktor zu reduzieren; die Bakterien dienten dabei als *Modell* für die Erklärung von Krankheiten.

Die Quantenphysik

Zu Beginn des 20. Jahrhundert, noch bevor die wissenschaftliche Medizin das mechanische Modell vollends anerkannt hatte, begannen Physiker bereits, ein neues Modell der Welt zu formulieren. Vor 100 Jahren machten sie Entdeckungen, die sie dazu veranlassten, Newtons mechanisches Modell aufzugeben und durch ein neues zu ersetzen: die Quantenphysik. Nach diesem Modell bildet das Universum ein großes Ganzes, das zu einem zusammenhängenden Netzwerk von Energien aus Wellen oder Quanten verflochten ist. Die Energie dieses Netzwerks kann entweder in Form von Partikeln (Quanten) oder Feldern (Wellen) auftreten. Die Wellen können zu Materie (Partikeln, Atomen und Molekülen) verdichtet werden und Materie kann sich in Wellen oder elektromagnetische Felder auflösen. Gemäß der Theorie der Quantenphysik des Atoms ist es ferner der Gesamtzustand des Atoms, der seine verschiedenen Teile organisiert – die sogenannte Abwärtskausalität, eine kausale Wirkung, die von einem System auf seine Elemente ausgeübt wird. Dieses Modell der Quantenphysik ist unvereinbar mit Newtons mechanischem Modell des Universums, gemäß dem jedes einzelne Element oder Objekt völlig unabhängig von seinem Umfeld ist und der Gesamtzustand immer von den Teilen bestimmt wird.

Die Quantenphysik wird von der konventionellen Medizin nicht anerkannt

Die Quantenphysik hat das moderne Leben völlig verändert. Sie hat die Erfindung des Fernsehens, des Computers, des Internets, der Mobiltelefone und der Raketen möglich gemacht, um nur einige zu nennen. Doch innerhalb der Schulmedizin, der Biologie und der organischen Chemie gilt immer noch das mechanische Modell. Entsprechend dieser Konzeption, dem sogenannten *biochemischen Paradigma*, stellen Biochemie und Molekularebene die primäre Ebene des Lebens dar. Moleküle sind demnach die Grundbausteine des Lebens und die Kommunikation zwischen den Zellen ist abhängig von Nervenimpulsen. Elektrische und elektromagnetische Felder in und um Körperorgane, die mittels EEG und EKG gemessen werden können, sind nichts weiter als durch biochemische Prozesse entstandene Artefakte.

Gemäß dem quantenphysikalischen oder *biophysikalischen Paradigma* hingegen ist der Mensch hauptsächlich Energie. Die Signalübertragung im Körper ist nicht überwiegend chemisch, sondern elektromagnetisch. Einer der Pioniere auf diesem neuen Gebiet, der berühmte Nobelpreisträger Albert Szent-Györgyi, erklärte, dass Leben viel zu schnell und genau sei, als dass es nur durch langsame chemische Reaktionen und Nervenimpulse erklärt werden könne. Als er 1960 sein Buch *Introduction to a Submolecular Biology* [zu Deutsch etwa: Einführung in eine submolekulare Biologie] über die Quantenphysik in biologischen Systemen veröffentlichte, wurde es von einem seiner Kollegen mit den Worten „Fantasien eines einst brillanten, nun aber senilen alten Mannes" abqualifiziert.

Mit dem mechanischen Modell konnte die Funktionsweise biologischer Systeme nicht erklärt werden. Die Grundsteine des Lebens sind die Bewegungen der Proteinmoleküle. Mit Newtons Gesetzen der Mechanik ließen sich diese Bewegungen von Wissenschaftlern nicht vorhersagen. Dies war ein hoffnungsloses Unterfangen, denn nicht die Gesetze der Mechanik, sondern die Gesetze der Quantenphysik steuern die Bewegungen, die Leben hervorbringen. Führende Wissenschaftler halten jedoch hartnäckig am biochemischen Paradigma fest, obwohl Hunderte von Studien zeigen, dass spezifische elektromagnetische Frequenzen und Strahlungsmuster die DNS-, RNS- und Proteinsynthese steuern, die Form und Funktion von Proteinen verändern und die Gene sowie die Teilung und Differenzierung der Zellen regeln.[1] Vor bereits mehr als 40 Jahren wurde nachgewiesen, dass die Informationsübertragung in biologischen Systemen mit elektromagnetischen Impulsen hundert Mal effektiver ist als mit chemischen Signalen wie Transmittersubstanzen und Hormonen.[2]

Folgen des Leugnens der Relevanz der Quantenphysik

Das hartnäckige Ignorieren der Bedeutung der Quantenphysik für die wissenschaftliche Medizin zeitigt verheerende Folgen. Da nicht berücksichtigt wird, dass lebende Organismen von schwachen elektromagnetischen Feldern gesteuert werden, wird von führenden Vertretern der wissenschaftlichen Medizin auch außer Acht gelassen, wie die Impulsübertragung in lebenden Organismen von all den Erfindungen beeinflusst werden kann, die durch die Quantenphysik möglich geworden sind. Daher steuern wir jetzt auf eine medizinische und ökologische Katastrophe zu.

Es gibt jedoch prominente Ärzte, die schon frühzeitig davor gewarnt haben. Bereits 1990 warnte einer der weltweit führenden Forscher auf dem Gebiet der Auswirkungen elektromagnetischer Felder, der amerikanische Professor für orthopädische Chirurgie, Robert O. Becker, vor dieser Entwicklung. Er zeigte auf, dass unsere Körperfunktionen größtenteils von schwachen elektromagnetischen Feldern gesteuert würden und dass unsere Entwicklung in Symbiose mit den natürlichen elektromagnetischen Feldern der Erde vonstattengegangen sei, auf die wir alle angewiesen seien. Unsere gegenwärtige Lebenswelt werde jedoch von einer Flut *künstlich* erzeugter elektromagnetischer Felder überschwemmt, zum Schaden von Mensch und Natur, da wir gegen diese Strahlung keine Abwehrmechanismen hätten. Laut Becker gibt es immer mehr Hinweise darauf, dass auf diese Weise eine lebensfeindliche Umwelt entstanden ist und dass wir auf eine Katastrophe zusteuern, wenn dieser Entwicklung nicht Einhalt geboten wird.[3]

Die Ablehnung des Paradigmas der Quantenphysik in der Medizin hat auch zu einer Blockade und Verlangsamung der Entwicklung von wirksameren, auf der Quantenphysik beruhenden Behandlungsmethoden geführt. Die Quantenmedizin arbeitet direkt mit schwachen elektromagnetischen Feldern und Frequenzen, die unsere Körperfunktionen steuern und der biochemischen Steuerung des physischen Körpers überlegen sind. Wie bereits erwähnt, ist die quantenmedizinische Impulsübertragung in biologischen Systemen hundert Mal wirksamer als die medikamentöse. Da spezifische Frequenzen verwendet werden, kommt es im Gegensatz zur Behandlung mit Arzneimitteln nicht zu Nebenwirkungen. Die Nebenwirkungen von Medikamenten sind die wichtigste Ursache von sogenannten iatrogenen Krankheiten, also solchen, die durch ärztliche Behandlung verursacht werden. Im Jahre 2004 wurde eine amerikanische Zehnjahresstudie auf Basis der offiziellen amerikanischen Statistiken veröffentlicht, die zeigte, dass iatrogene Krankheiten die häufigste Todesursache in den USA sind und dass mehr als 300 000 Menschen pro Jahr an den Nebenwirkungen von Medikamenten sterben.[4]

Der Körper – eine lebende Matrix

Gemäß dem von dem Zellbiologen James Oschman formulierten biophysikalischen Paradigma ist der Körper eine lebende Matrix, in der alle Teile von der Haut bis zu den Zellkernen miteinander in Kontakt sind. Informationen zwischen den einzelnen Teilen werden durch direkten Kontakt, durch Nervenimpulse und elektromagnetische Signale mit unterschiedlichen Frequenzen übertragen.[5]

Der physische Körper, den wir kennen, ist ein stabiles, aber elastisches System mit einer großartigen Fähigkeit, die Kräfte aufzunehmen, die ihn beeinflussen, und unmittelbar in Informationen umzuwandeln; so kann er im Gravitationsfeld durch Feedback stabil bleiben. Starrheit und Spannungen in *einem* Gewebe beeinflussen die Strukturen in *anderen* Körperteilen und blockieren die Informationsübertragung. Eine Schaufensterpuppe oder ein ungelenkiger alter Mann sind viel leichter umzustoßen als ein junger, flexibler und durchtrainierter Mensch. Der Körper wird durch das Bindegewebe zusammengehalten, von dem alle Organsysteme, Muskeln, Nerven, Blutgefäße und das Herz umgeben sind. Kontraktion oder Entspannung der Muskeln werden auf das Bindegewebe um die Gelenke und das Skelett herum übertragen und so wird Bewegung initiiert.

Wie der Körper aus einem Skelett, aus Muskeln und verschiedenen Organen besteht, so sind die Zellen mit Zellorganellen wie Röhren, Fasern und Ähnlichem angefüllt. Das Zellskelett organisiert die biochemischen Prozesse in der Zelle, die mithilfe von Enzymen ablaufen. Diese sind funktionell in der dreidimensionalen Struktur des Zellskeletts angeordnet. Aufgrund dieser Organisation ist es der Zelle möglich, die vom Körper als Bausteine für die Bildung von Proteinen benötigten Nährstoffe wirksam zu assimilieren und zu organisieren.

Das Zellskelett ist durch spezielle Proteine, sogenannte Integrine, mit dem umgebenden Bindegewebe verbunden. Dank der Integrine kann die Zelle ihre Umgebung wahrnehmen und entscheiden, ob sie an einer bestimmten Stelle bleibt oder sich an eine andere bewegt. In ähnlicher Weise ist das Zellskelett mit dem Zellkern und den Genen verbunden.

In der lebenden Körpermatrix werden Informationen durch Energie in Form von Schwingungen unterschiedlicher Frequenzen übertragen. Diese Schwingungen können in Form von Licht, magnetischer Energie oder Klängen, von chemischer oder mechanischer elastischen Energie zum Ausdruck kommen. Viele der wichtigsten Moleküle in Geweben wie Muskeln, Knorpel und Skelett sind spiralförmig; das verleiht ihnen Elastizität und eine gute Resonanzfähigkeit. Das ist wichtig, denn dadurch können Energie und Informationen über eine gewisse Entfernung übertragen werden.

Laut Oschman leitet die lebende Körpermatrix Energie über die Akupunkturmeridiane auf eine Weise weiter, die an ein Computernetzwerk erinnert. Die Meridiane können Kanäle für Kommunikation über weite Strecken sein, während die Akupunkturpunkte lokale Informationen beisteuern und Signale zu Entscheidungen verarbeiten.

Das rhythmische Bewegungstraining als Resonanzmodell

> Wenn der Körper durch die rhythmischen Bewegungen in Schwingung versetzt wird, werden schwache elektromagnetische Felder geschaffen, die Informationen an alle Körperteile weiterleiten, nicht nur zum Nervensystem und zum Gehirn, sondern auch zu den Zellkernen und der DNS.

Außerdem sorgen die rhythmischen Bewegungen über den Gleichgewichts- und Berührungssinn sowie die Tiefensensibilität für eine periodische, ständig wechselnde Stimulation des Gehirns. In diesem Prozess werden die Nervenimpulse durch Transmittersubstanzen, zum Beispiel Dopamin, Glutamat und GABA, übertragen. Solche wechselnden, periodischen Stimulationen sind wirksamer als die kontinuierlichen, denn bei letzteren und ähnlichen Impulsen nimmt die Reaktion auf den Reiz ab, es kommt zur sogenannten Gewöhnung.

Der Körper – ein sich selbst organisierendes offenes System

Der Körper als lebende Matrix ist ein Beispiel für ein sich selbst organisierendes offenes System, in dem alle Ebenen einander beeinflussen können. In der Praxis bedeutet dies, dass das Ganze gleichermaßen wichtig für die Organisation der Teile ist, wie die Teile wichtig sind für die Organisation des Ganzen. Ein solches System ist im mechanischen, reduktionistischen Modell undenkbar, da es in diesem immer die Teile sind, die das Ganze organisieren. Gemäß diesem mechanischen Paradigma steuern die Gene die Zellprozesse, die ihrerseits die Organfunktionen steuern, zum Beispiel die Impulsübertragung im Nervensystem durch verschiedene Transmittersubstanzen. Auf dem Hintergrund einer derartigen Einstellung kann Autismus keine durch äußere Faktoren bedingte heilbare Erkrankung oder Störung sein, sondern nur eine genetisch bedingte funktionelle Störung – auch wenn viele Hunderte wissenschaftliche Studien das Gegenteil nachgewiesen haben.

Die quantenmedizinische Behandlung mit Frequenzen

Die von unserem Körper generierten, sehr schwachen elektromagnetischen Felder, die die meisten Körperfunktionen steuern, können mit Techniken der Quantenmechanik kontrolliert werden. So wird es durch die sogenannte Bioresonanztherapie möglich, Energie-Imbalancen in den verschiedenen Organen aufzuzeichnen, dem Körper Informationen als elektromagnetische Frequenzen zu schicken und so seine Selbstheilungskräfte zu stimulieren.

Das erste auf Frequenzen beruhende Gerät wurden in den 1930er-Jahren von dem amerikanischen Erfinder Royal Rife entwickelt. Eine seiner wichtigsten Entdeckungen war, dass jeder Organismus seine eigene Resonanzfrequenz besitzt. Sein als *Rife Beam Ray* bezeichnetes Gerät konnte er auf die Frequenzen von Bakterien einstellen und dann mit seinem Mikroskop beobachten, wie sie aufhörten, sich zu bewegen, und abstarben, wenn er sie mit der „richtigen" Frequenz traf. Mit dieser Frequenztechnik konnte er chronische Infektionen erfolgreich heilen.

Auch Krebs hat er sehr erfolgreich behandelt. Im Jahre 1934 nahm er an einer Krebsforschungsstudie der Universität von Südkalifornien (USC) teil. Mit seinem Gerät behandelte er 16 Patienten, die verschiedene Arten von Krebs im Endstadium hatten. Drei Monate später wurden 14 von ihnen von einem fünfköpfigen Ärztekollegium für gesund erklärt.

Viele amerikanische Ärzte fühlten sich durch Rifes Erfolg bedroht und so war er später Schikanen vonseiten der etablierten Medizin ausgesetzt. Sein Gerät wurde verboten und seine Forschung unterdrückt. Ein spezielles Labor, das eigens gebaut worden war, um Rifes Entdeckung zu untersuchen, brannte auf rätselhafte Weise bis auf die Grundmauern ab. Viele der Unterlagen aus den klinischen Studien der USC verschwanden später in der Versenkung.[6]

Seit den 1970er-Jahren gibt es wieder Interesse an der Bioresonanzbehandlung und es sind mehrere neue Geräte entwickelt worden. Eines davon ist der *Electro Interstitial Scan* (EIS), ein computergestütztes Hightech-Diagnoseinstrument, das die Prozesse im Körper aufzeichnen und die Organ- und Gewebefunktion einschätzen kann. Ein Vergleich der Ergebnisse des EIS-Gerätes mit den entsprechenden Laborergebnissen ergibt eine gute Übereinstimmung. EIS wurde sowohl von der Europäischen Union als auch von der amerikanischen FDA als medizinisches Gerät eingestuft.

Eines der meistverkauften Bioresonanzgeräte ist das deutsche Rayonex-Gerät, das bei Ärzten in Deutschland und Japan sehr beliebt ist. Es wurde von der Europäischen Union ebenfalls als medizinisches Gerät eingestuft. Damit ist es möglich zu testen, ob Mikroben, Schwermetalle, eine Nahrungsmittel-Unverträglichkeit, ein Mangel an Mineralien oder Vitaminen und andere Dinge vorhanden sind, die bei Autismus und ADHS eine wichtige Rolle spielen. Das Testverfahren ist preisgünstig, nichtinvasiv, einfach und leicht zu wiederholen. Anstrengende und teure Bluttests sind nicht nötig. Das untersuchte Kind muss nur in der Lage sein, eine Zeit lang auf einer Decke zu sitzen und seine Frequenzen auf das Gerät übertragen zu lassen. Wenn feststeht, dass verschiedene Imbalancen vorliegen, zum Beispiel Parasiten, eine Quecksilberbelastung oder Mineralienmangel, können die entsprechenden Schritte zu ihrer Behebung eingeleitet werden und das Gerät kann das Ergebnis bestätigen. Rayonex kann auch zur Behandlung eingesetzt werden.

Die hyperbare Sauerstofftherapie

Die hyperbare Sauerstofftherapie, kurz auch als HBOT bezeichnet, wird normalerweise bei der Dekompressionskrankheit von Tiefseetauchern, bei Verbrennungen, bei Kohlenmonoxidvergiftung, diabetischen Wunden und anderen Erkrankungen eingesetzt. Sie führt nachweislich auch bei autistischen Kindern zu erheblichen Besserungen. Während der Behandlung wird hundertprozentiger Sauerstoff in eine Kammer geleitet, in der der Luftdruck erhöht ist und kontrolliert wird. Die hyperbare Sauerstofftherapie wirkt bei Autismus, weil sie die Darmfunktion verbessert, indem Entzündungen zurückgehen, schädliche anaerobe Darmbakterien weniger werden und sich die Immunfunktion bessert. Die HBOT stimuliert durch Erhöhung der Mikrozirkulation und Verringerung von zerebralen Ödemen auch das Ausheilen des Gehirns. Zudem senkt sie nachweislich den oxidativen Stress und erhöht das intrazelluläre Glutathion.

Normalerweise sind 40 Behandlungen von je einer Stunde notwendig. Die Methode ist in Großbritannien, der Türkei und China beliebt. Es wurden mehrere wissenschaftliche Studien über ihren Einsatz bei Autismus gemacht, unter anderem eine randomisierte kontrollierte Doppelblindstudie mit 62 Kindern. Nach Einschätzung der Eltern und der Ärzte der Kinder zeigte sich bei der behandelten Gruppe eine deutliche Verbesserung. Ihr allgemeines Funktionsniveau besserte sich, zum Beispiel Sprachverständnis, Sozialverhalten und Augenkontakt. Die Behandlung war ungefährlich und wurde gut vertragen.[7]

ANHANG

Zur Auseinandersetzung in den USA um Nutzen und Risiken von Impfstoffen

Die Impfbefürworter waren nicht gerade glücklich darüber, dass man Thiomersal [wie in Kapitel 7 berichtet] als eine Ursache von Autismus ausgemacht hatte. Im Jahre 2003 veröffentlichten die CDC einen Bericht zu einer Studie, die keinen Zusammenhang zwischen Thiomersal und Autismus hatte finden können. Gemäß einer Interessenvertretung von Autismusgeschädigten in den USA mit dem Namen *Safe Minds*, die im Besitz von Kopien früherer Versionen der Studie war, musste dieser Bericht jedoch dreimal umgeschrieben werden, bevor die Forscher zu diesem Schluss kommen konnten.

In der ersten Version beschränkten sich die Forscher auf einen Vergleich zwischen einer Gruppe von Kindern, die kein Thiomersal erhalten hatten, und einer Gruppe, der Höchstdosen verabreicht worden waren. Dabei stellte sich bei der Thiomersal-Gruppe gegenüber der Kontrollgruppe ein um eineinhalb bis elf Mal höheres Risiko von Autismus, ADH, Schlafstörungen und Verzögerungen beim Sprechen bzw. der Sprachentwicklung heraus. Doch dank statistischer Kunstgriffe konnten die Ergebnisse verwässert und das gewünschte Resultat erzielt werden, das im Klartext bedeutete, dass *kein* Zusammenhang zwischen Thiomersal und Autismus gefunden worden sei.[1]

2004: Grünes Licht für Thiomersal – dank sogenannter „neuer Forschungsmethoden“

Nach der Veröffentlichung meldeten die Nachrichtenmedien, die Studie habe *bewiesen*, dass Thiomersal nicht Ursache von Autismus sei. Als jedoch der Leiter, Thomas Verstraeten, wegen der Methodik Kritik erntete, räumte er tatsächlich ein, dass die Studie einen Zusammenhang zwischen Autismus und Thiomersal nicht ausschließen konnte. Später nahm er eine Stelle im Fachbereich Impfstoffe bei einem großen US-Konzern in Europa an; dieser machte von sich reden durch den Verkauf des Grippeimpfstoffs H1N1 an die schwedische Regierung, der nachweislich für mehr als 200 Fälle von Narkolepsie in Schweden und eine ähnlich hohe Anzahl in Finnland verantwortlich ist. [Narkolepsie ist eine Erkrankung, deren Hauptsymptom exzessive Tagesschläfrigkeit ist; Anm. d. Übers.]

Die Zentren für Krankheitskontrolle und Prävention (CDC) finanzierten auch zwei dänische Impfstudien; eine von ihnen untersuchte die Frage eines Zusammenhangs zwischen Thiomersal und Autismus, konnte aber keinen Zusammenhang feststellen. Sie musste sich jedoch Kritik gefallen lassen, da sie sich der in Dänemark Ende der 1990er-Jahre eingeführten veränderten diagnostischen Methoden bedient habe, um einen Zusammenhang zwischen Thiomersal und Autismus widerlegen zu können. Nach Bereinigung der dadurch bedingten Veränderungen der Ergebnisse stellte die Interessenvertretung *Safe Minds* fest, dass bei denjenigen, die mit einem thiomersalhaltigen Impfstoff geimpft worden waren, im Vergleich zur „thiomersalfreien" Gruppe die 2,3-fach erhöhte Wahrscheinlichkeit einer Autismus-Diagnose bestand.[2]

Zu Poul Thorsen, der die dänischen Daten verwaltete, die diese beiden Studien untermauerten, ging später sein ehemaliger Arbeitgeber, die Universität Aarhus, auf Distanz, nachdem an dieser Universität im Zusammenhang mit den Zuschüssen vonseiten der CDC ein erhebliches finanzielles Defizit entdeckt worden war.[3]

Robert Kennedy schreibt zu diesen Studien, dass die staatlichen Gesundheitsbehörden, die den Weg für Thiomersal freigemacht haben, die vielen hundert Studien, die Thiomersal mit einer breiten Palette von neurologischen Störungen in Verbindung bringen, einfach ignoriert und sich auf die Seite der Pharmaindustrie geschlagen hätten, um eine Reihe von fehlerhaften europäischen Studien zur Entlastung von Thiomersal auf den Weg zu bringen. In diesen Studien seien amerikanische Kinder untersucht worden, die einer winzigen Menge von Thiomersal ausgesetzt worden seien, und man habe den Anstieg der Autismusfälle, der auf der zweifelhaften Datensammlung in Skandinavien basierte, nur dazu benutzt, um behaupten zu können, dass die Autismuszahlen nichts mit dem Einsatz von Thiomersal zu tun hätten.[4]

Ein offizieller Bericht macht den Weg für Thiomersal frei und blockt weitere Forschung ab

In ihren Bemühungen, Thiomersal von den Vorwürfen der Verantwortung für die enorme Ausbreitung von Autismus zu entlasten, bewilligten die CDC dem *Institute of Medicine* (IOM zwei Millionen Dollar für die Überprüfung, ob diese Quecksilberverbindung Autismus verursachen könne. Zur Analyse der maßgeblichen Forschungsstudien wurde ein Ausschuss zur Prüfung der Impfsicherheit ernannt. Bei einem der ersten Treffen der Kommission soll der Vorsitzende den Mitgliedern gesagt haben, die CDC wünschten, „dass wir offiziell erklären, dass diese Dinge völlig sicher sind" und „dass wir nicht etwa zu dem Ergebnis kommen sollten, dass [Autismus] tatsächlich eine Nebenwirkung [der Impfung] ist."

Ein Mitglied des IOM und der Studienleiter des Überprüfungsausschusses informierten die Mitglieder sogar schon, bevor sie überhaupt eine der Forschungsarbeiten überprüft hatten: „Wir haben ja bereits gesagt, bevor Sie hierher kamen, und ich glaube, wir haben das auch gestern gesagt: Der Punkt, hinter den es kein Zurück mehr gibt, die Linie, hinter die wir in öffentlichen Verlautbarungen nicht zurückgehen werden, ist: Kein Rückruf des Impfstoffs, keine Änderung des Impfprogramms … Wir werden uns nicht etwa für eine Entschädigung aussprechen, wir werden uns nicht für einen Rückruf aussprechen, wir verlangen nicht, dass das Programm gestoppt wird."

Als der Abschlussbericht 2004 veröffentlicht wurde, überraschte es nicht, dass der Ausschuss allen Erwartungen der CDC gefolgt war. Die Studien, die einen Zusammenhang zwischen Thiomersal und Autismus aufzeigten, wurden wegen „methodischer Fehler" verworfen, während diejenigen, die *keinen* derartigen Zusammenhang aufzeigten, als „gut konzipiert" gelobt wurden. Der Ausschuss fand „keinen Hinweis" darauf, dass Thiomersal Autismus verursachen könnte.[5] Er lehnte auch die vielen Studien über die biologischen Auswirkungen von Thiomersal als theoretisch und nicht bewiesen ab.

Er betonte, wie wichtig es sei, das Vertrauen in die Impfungen wiederherzustellen, und empfahl, dass „aus Gründen der öffentlichen Gesundheitsvorsorge" weitere Investitionen zur Untersuchung der Risiken von Impfstoffen im Hinblick auf Autismus unterbleiben sollten. Die Empfehlungen wurden mit der Behauptung gerechtfertigt, dass das Argumentieren mit einer unbegründeten Hypothese, die die Impfsicherheit und das ethisch begründete Verhalten derjenigen Regierungsstellen und Wissenschaftler, die sich für

Impfungen aussprechen, infrage stellen solle, zu einer breiten Impfverweigerung und einer unvermeidbaren Zunahme schwerer Infektionskrankheiten führen würde.[6]

Beweggründe für die Empfehlungen des IOM-Prüfungsausschusses

Es geschah wohl kaum aus Rücksicht auf die Volksgesundheit oder um eine drohende Zunahme schwerer Infektionskrankheiten zu verhindern, dass der Prüfungsausschuss den Weg für Thiomersal freimachte und empfahl, Forschung über den Zusammenhang zwischen Autismus und Äthylquecksilber künftig nicht mehr zu finanzieren. In Schweden und anderen europäischen Ländern wurde Anfang der 1990er-Jahre Thiomersal in den meisten Impfstoffen (mit Ausnahme einiger Grippe-Impfseren) durch andere Konservierungsstoffe, hauptsächlich Aluminium, ersetzt – und bisher ist dieser angeblich unvermeidliche Anstieg von Infektionskrankheiten ausgeblieben.

Die Gründe für die Empfehlungen sind vielmehr woanders zu suchen. Einen Fingerzeig auf die wirklichen Motive können Sie erhalten, wenn Sie sich die Reaktion der amerikanischen Gesundheitsbehörden, unter anderem der FDA und des IOM, ansehen, als die Frage eines Zusammenhangs zwischen Thiomersal und Autismus zum ersten Mal aufgeworfen wurde. Zuerst empfahl die FDA den Impfstoffherstellern, nach Alternativen für Thiomersal zu suchen. Das IOM veröffentlichte 2001 einen Bericht über diesen Zusammenhang und sah ihn als biologisch plausible Hypothese an, vor allem in Hinblick auf Methylquecksilber und die maximale Quecksilberbelastung durch Thiomersal in den Impfstoffen, die Kindern verabreicht werden. Das IOM hielt die Entfernung von Thiomersal aus den Impfstoffen für Kinder für vernünftig und meinte, dass man sich voll und ganz darauf konzentrieren solle, Thiomersal aus jedem biologischen oder pharmazeutischen Produkt zu entfernen, dem Säuglinge, Kinder und schwangere Frauen ausgesetzt seien.[7]

Später wurde jedoch eine große Anzahl von Studien veröffentlicht, die den Zusammenhang zwischen Thiomersal und Autismus bestätigten, während sich die CDC schon mit statistischen Manipulationen beschäftigen mussten, um einen solchen Zusammenhang zu widerlegen, und auf die zweifelhaften dänischen Studien setzten. Viele Wissenschaftler waren durch die offensichtlichen Zusammenhänge alarmiert worden. Den Pharmakonzernen und den Gesundheitsbehörden begann die Kontrolle über die Entwicklung zu entgleiten. Sie wollten zweifellos eine Neuauflage dessen verhindern, was der Tabakindustrie widerfuhr. Die Gesundheitsbehörden, die den Impfkalender gebilligt hatten, hatten kein Interesse daran, zu enormen Schadensersatzzahlungen an Kinder verurteilt zu werden, die nach Impfungen mit thiomersalhaltigen Seren Autismus entwickelt hatten. Durch Leugnen jeglicher Hinweise, dass Thiomersal Autismus verursachen könnte, durch Eintreten für seine Zugabe zu Impfstoffen und durch Entziehen der finanziellen Mittel für zusätzliche Forschungsstudien über Thiomersal hofften sie, eine politische und wirtschaftliche Katastrophe abwenden zu können.

Die Schlussfolgerungen des Prüfungsausschusses wurden überregional in den Medien veröffentlicht, doch nicht jeder war beruhigt. Selbst Kongressmitglieder äußerten ihre Besorgnis. David Weldon äußerte sich zum Beispiel so: „Wenn sich letztendlich herausstellt, dass eine ganze Generation von Kindern im Grunde genommen vergiftet wurde, könnte auf die Regierung eine Sammelklage in Höhe von mehreren Hundert Milliarden Dollar zukommen; also haben sie allen Grund zu versuchen, das zu vertuschen. Und wenn es so aussieht, als würden sie genau das tun, dann wird man schon misstrauisch, dass da etwas dran ist."[8]

Robert Kennedy äußerte dazu in dem bereits erwähnten Artikel im *Golden Globe* die Meinung, Regierungsstellen, die sich weiterhin für Thiomersal stark machten, sollten erkennen, dass sie damit Untersuchungen darüber unterliefen, welche gefährdeten Bevölkerungsgruppen Thiomersal vermeiden sollten. Sie trügen auch Verantwortung dafür, dass versäumt würde, internationale Gesundheitsorganisationen und andere Regierungen zu warnen, die aufgrund der amerikanischen Garantien Kindern in Entwicklungsländern diese das Gehirn zerstörende Chemikalie injizierten.

Der thiomersalhaltige Grippe-Impfstoff H1N1 – eine gesundheitliche Gefahr

Der amerikanischen Pharmaindustrie und den amerikanischen Gesundheitsbehörden ist es gelungen, die Regierung, die Medien und einen Großteil der Öffentlichkeit davon zu überzeugen, dass Impfungen und ganz besonders Thiomersal in den Impfseren keine Gefahr darstellen. Während der Debatte über die H1N1-Grippe, die sogenannte „Schweinegrippe", im März 2010 gab die US-Gesundheitsministerin Kathleen Sebelius folgende Erklärung ab:

„Es gibt Gruppen da draußen im Land, die darauf pochen, dass Impfstoffe trotz des wissenschaftlichen Gegenbeweises für eine Vielzahl von Problemen verantwortlich sind. Wir haben versucht zu erreichen, dass die Medien die

Ansichten dieser Leute in ihrer Berichterstattung nicht genauso gewichten wie das, was die Wissenschaft zum Thema Sicherheit von Impfstoffen aufgezeigt hat und weiterhin aufzeigt.“[9]

Seit Langem steigt der Einsatz von Thiomersal sowohl in den USA als auch in anderen Ländern an. Thiomersalhaltige Impfstoffe werden schwangeren Frauen, Säuglingen und Kindern in Massenimpfkampagnen verabreicht, nicht nur den Entwicklungsländern, sondern auch in europäischen Ländern, zum Beispiel in Schweden, und führen zu vielfältigen Schädigungen.

Als die WHO die H1N1-Grippe 2009 zur Pandemie erklärte, entschloss sich die schwedische Regierung, Impfstoff zur Impfung der Gesamtbevölkerung vorzuhalten. Trotz der Proteste und Warnungen mehrerer Wissenschaftler wurde der Kauf eines entsprechenden Serums beschlossen, das Thiomersal als Konservierungsstoff und Squalen als (impfverstärkenden) Zusatzstoff enthielt. Zusatzstoffe sind Substanzen, die das Immunsystem zur Bildung von Antikörpern anregen sollen. Squalen wurde bei den amerikanischen Streitkräften eingesetzt und ist dafür bekannt, dass es neben vielen Fällen von Autoimmunerkrankungen schwere, manchmal tödliche allergische Reaktionen verursacht hat. Wie bereits erwähnt, hemmen selbst Konzentrationen im mikromolaren Bereich den Rücktransport von Glutamat in die Zellen und verursachen eine extrazelluläre (das heißt außerhalb der Zellen stattfindende) Glutamatakkumulation, den Tod von Gehirnzellen und Gehirnschäden.

In Schweden wurden mehr als fünf Millionen Menschen (56 Prozent der Bevölkerung) mit dem Grippe-Impfstoff H1N1 geimpft. Danach entwickelten viele Kinder und Jugendliche sowohl in Schweden als auch in Finnland Narkolepsie, eine schwerwiegende Immunerkrankung, bei der die betroffenen Menschen tagsüber einen kaum zu bezwingenden Schlafdrang erleben, das heißt, dass sie jederzeit plötzlich einschlafen können. Außerdem kann es bei starker seelischer Erregung zu einem Verlust des Muskeltonus kommen und sie fallen einfach um. In Schweden gibt es meist nur ein paar solcher Fälle im Jahr, doch nach der H1N1-Grippe-Impfung waren mehr als 100 Schweden, hauptsächlich Kinder und Jugendliche, davon betroffen.

Anfänglich leugneten die schwedischen Gesundheitsbehörden jeden Zusammenhang zwischen der Impfung und dem Auftreten der Narkolepsie, doch als die finnischen Amtskollegen öffentlich erklärten, dass das vermehrte Auftreten von Narkolepsie durch die H1N1-Impfung verursacht worden sei, mussten sie zugeben, dass ein Zusammenhang bestand. Einer Verlautbarung der schwedischen Regierung vom März 2013 zufolge ist die H1N1-Impfung für mindestens 220 Fälle von Narkolepsie, hauptsächlich bei Kindern und Jugendlichen, verantwortlich.

Negative Folgen von Impfungen – eine starke Belastung für die amerikanische Wirtschaft

Die großen amerikanischen Pharmakonzerne machen dank ihres erfolgreichen Kreuzzugs für die Akzeptanz von Thiomersal Profite von vielen Milliarden Dollar. Aufgrund der neuen Impfempfehlungen gegen Grippe hat die Belastung amerikanischer Kinder mit Thiomersal Werte erreicht, die sich mit denjenigen in den Neunzigerjahren decken.

Man könnte argumentieren, dass das Vorgehen der für die Volksgesundheit verantwortlichen amerikanischen Gesundheitsbehörden einer moralischen Bankrotterklärung gleichkommt. Aber das ist nicht alles: Auf lange Sicht besteht das Risiko, dass die Rolle, die sie in dieser Angelegenheit gespielt haben, auch zum Bankrott der amerikanischen Wirtschaft beiträgt. Einer Gesundheitsstudie aus Harvard zufolge werden die direkten und indirekten Kosten für die lebenslange Betreuung oder Pflege eines einzelnen Autisten auf 3,2 Millionen Dollar geschätzt.[10] Man wird also Billionen von Dollar für die Betreuung der steigenden Anzahl von autistischen Kindern und Erwachsenen aufwenden müssen und auf lange Sicht könnte das einen wirtschaftlichen Kollaps für das amerikanische Gesundheits- und Sozialbudget bedeuten, das bereits jetzt – nicht zuletzt wegen der Kosten des umfangreichen Impfprogramms – unter erheblichem Druck steht.

Das Institute for Medicine (IOM) leugnet die Verursachung von Autismus durch den MMR-Impfstoff

Das Jahr 2004 scheint das Jahr zu sein, in dem die Impfbefürworter, also die großen Pharmakonzerne und die Gesundheitsbehörden sowohl in den USA als auch in Großbritannien, eine Offensive gegen Wissenschaftler und Eltern starteten, die die Sicherheit von Impfstoffen infrage stellten. Hinsichtlich der MMR-Impfung stellte der Abschlussbericht des IOM fest:

„Der Ausschuss kommt zu dem Schluss, dass die epidemiologische Beweislage zugunsten der Zurückweisung eines kausalen Zusammenhangs zwischen der MMR-Impfung und Autismus ausfällt. … Der Ausschuss stellt weiter fest, dass die bisher beschriebenen potenziellen biologischen Mechanismen für impfstoff-induzierten Autismus lediglich rein theoretischer Natur sind."[11]

In dem Bericht heißt es weiter, es gebe keinen Hinweis darauf, dass Anomalien des Immunsystems bei der Entstehung von Autismus eine Rolle spielen, und es lägen keine Studien vor, in denen Anomalien des Immunsystems oder Entzündungen im Gehirn von Autisten dokumentiert seien, obwohl bereits mehr als einhundert Studien über die Funktionsstörung des Immunsystems bei Autismus veröffentlicht seien.

Aufgrund der Befürchtung, es werde anderenfalls eine breite Ablehnung der Impfstoffe und eine unvermeidliche Zunahme schwerer Infektionskrankheiten geben, empfahl der Ausschuss, dass aus Gründen der Volksgesundheit weitere Investitionen zur Untersuchung der Risiken von Impfstoffen und Autismus unterbleiben sollten. Infolgedessen beschloss die Regierung der Vereinigten Staaten, keine weiteren Empfehlungen zur Finanzierung der Forschung zur Frage des impfbedingten Autismus auszusprechen.

Wie die weitere Forschung über den Zusammenhang von MMR-Impfstoff und Autismus unterdrückt wurde

Der Prozess gegen Andrew Wakefield

2004 war nicht nur das Jahr, in dem das IOM seinen Abschlussbericht über die Sicherheit von Impfungen veröffentlichte, sondern auch das Jahr, in dem der Prozess gegen den Gastroenterologen A. Wakefield begann, der 2010 zum Entzug seiner Approbation führte. Den Anstoß zu diesem Prozess gab ein Journalist, der in der *Sunday Times*, einer zum Konzern des amerikanischen Medienunternehmers Rupert Murdoch gehörenden Zeitung, einen verleumderischen Artikel über Wakefield veröffentlichte.

Im Jahre 2004 gab der Herausgeber der amerikanischen medizinischen Fachzeitschrift *Lancet* eine Pressekonferenz, bei der er erklärte, der in *Lancet* 1998 erschienene Artikel von Wakefield und Kollegen sei äußerst fragwürdig, da Wakefield es versäumt habe, einen finanziellen Interessenkonflikt offenzulegen. Der Hintergrund ist folgender:

Im Jahre 1996 war Wakefield gebeten worden, als Sachverständiger in einem Rechtsstreit zugunsten von Kindern Stellung zunehmen, die durch Impfstoffe zu Schaden gekommen waren, in denen Masernviren enthalten waren. Er wurde vertraglich zu einer Studie über den Zusammenhang zwischen dem MMR-Impfstoff und Autismus verpflichtet und erhielt

50 000 Pfund, um die Kosten zu decken. Mit dieser Studie begann er im Oktober 1997, *nachdem* er und seine Kollegen die Untersuchungen der Patienten beendet hatten, von denen er 1998 in seinem Artikel berichtete. Die Anschuldigung, er habe versäumt, finanzielle Zuwendungen von Eltern für den Artikel in *Lancet* von 1998 offenzulegen, konnte daher nicht bewiesen werden.

Die Geschichte über die 50 000 Pfund „Forschungsgelder" für den in *Lancet* publizierten Artikel löste eine mediale Hexenjagd auf Wakefield aus. Der Verfasser, ein britischer Reporter, beschuldigte ihn unter anderem, er wolle sich mit seiner Forschung bereichern, indem er Eltern dazu nötige, auf die MMR-Impfung zu verzichten und sich für einen Einzelimpfstoff gegen Masern zu entscheiden, auf den er, Wakefield, das Patent halte (– das wurde ihm fälschlicherweise unterstellt). Später stellte der Journalist noch die haltlose Behauptung auf, Wakefield habe in der Studie mit frei erfundenen Daten gearbeitet.

Die Anschuldigungen gegen Wakefield

In der frühen Phase des Prozesses hatte der Reporter einen ausführlichen Brief mit Anschuldigungen gegen Wakefield an den *British General Medical Council* (GMC) geschickt, der die Ausübung der ärztlichen Tätigkeit regelt [eine Art Ärztekammer]. Dieser strengte ein Verfahren gegen Wakefield und zwei seiner Kollegen an. Wakefield wurde nicht nur beschuldigt, einen finanziellen Interessenkonflikt verschwiegen zu haben, sondern auch, im Rahmen der Studie medizinisch unnötige Tests an Kindern vorgenommen und die Testergebnisse für den Rechtsstreit selektiert zu haben; diese Vorwürfe konnten jedoch nie erhärtet werden.

Die einzige Anschuldigung des GMC, die einen gewissen Wahrheitsgehalt hatte, war die, dass Wakefield Kindern bei der Geburtstagsparty seines Sohnes Blut abgenommen habe, als Kontrollproben für die 1998er-Studie. Das geschah jedoch mit dem vollen Einverständnis der Eltern und der Kinder, die für ihre Mitwirkung mit 5 Pfund entschädigt wurden und dann weiter Geburtstag feierten. Dennoch wurde Wakefield vorgeworfen, er habe sich kaltschnäuzig über die Belastung hinweggesetzt, die diese Vorgehensweise für die Kinder hätte bedeuten können. Es drängt sich der Gedanke auf, dass es wohl eher angebracht gewesen wäre, wenn der GMC seine Besorgnis über die Belastung ausgedrückt hätte, der Kinder ausgesetzt sind, wenn sie nach einer Impfung gegen Masern, Mumps und Röteln Autismus entwickeln.

Im Jahre 2010 wurde Wakefield des schweren beruflichen Fehlverhaltens sowie eines Verstoßes gegen die ärztliche Ethik für schuldig befunden und die Ärztekammer entzog ihm und einem seiner Kollegen, Professor John Walker-Smith, die Approbation. (Walker-Smith, der einige der Tests für den *Lancet*-Artikel durchgeführt hatte, die auf einen Zusammenhang zwischen dem MMR-Impfstoff und Autismus hinwiesen, wurde ebenfalls eines Fehlverhaltens für schuldig befunden.) Zeitgleich wurde der Artikel aus dem Jahre 1998 von *Lancet* zurückgezogen. Wakefield ging gegen das Urteil in Berufung und der Prozess ist bei Abfassung dieses Buches immer noch anhängig.

Anfang 2011 traten neue Fakten zutage, die Wakefield von der Anschuldigung, Daten für seine 1998er-Studie fingiert zu haben, vollständig entlasteten: Im Dezember 1996, 14 Monate, bevor der Artikel in *Lancet* erschien, hatte Walker-Smith aufgrund seiner eigenen unabhängigen Untersuchung von sieben der Kinder einen Bericht für eine wissenschaftliche Tagung vorbereitet, der später in Wakefields *Lancet*-Artikel aufgenommen wurde und den Beweis dafür lieferte, dass Wakefield seine Daten nicht aus der Luft gegriffen hatte.

Im Jahre 2012 hob der oberste britische Gerichtshof das Urteil wegen beruflichen Fehlverhaltens gegen Walker-Smith auf. Der Richter mahnte nach dem von Walker-Smith geführten langwierigen Kampf um seine Rehabilitation auch eine Reform der Anhörungen der Ärztekammer an.

Verflechtungen zwischen Pharmaindustrie und Medienunternehmer

Es gab tatsächlich enge Verflechtungen zwischen der Familie des Medienunternehmers Murdoch und dem Pharmakonzern, der den MMR-Impfstoff herstellt; das warf Fragen zu den wirtschaftlichen Motiven der Veröffentlichung des Artikels über Wakefield in einer seiner Zeitungen auf: Der Sohn des Medienunternehmers war nicht nur Chef der *Sunday Times*, sondern saß auch im Aufsichtsrat des Pharmakonzerns!

Die Motive der Gesundheitsbehörden

Die Entschiedenheit und Rücksichtslosigkeit, mit der die Gesundheitsbehörden in den USA und in Großbritannien trotz aller gegenteiligen Befunde die Möglichkeit leugnen, dass Impfungen Autismus verursachen, mag zunächst völlig vernunftwidrig und nicht nachvollziehbar erscheinen. Schließlich haben sie die Aufgabe, die Volksgesundheit zu schützen und zu verbessern. Allerdings dürfte es aus ihrer Sicht auch wenig schmeichelhaft und verlockend sein, einzugestehen, dass eine Impfung zu Autismus führen kann. Dadurch würden sie nicht nur ihre Glaubwürdigkeit verlieren; die Eltern autistischer Kinder würden ganz sicher Entschädigung verlangen und die Regierung könnte gezwungen sein, Schadenersatzzahlungen in enormer Höhe zu leisten.

Zudem würde ein solches Eingeständnis wohl auch den Anschein erwecken, dass sie in Konflikt mit ihrer öffentlichen Funktion geraten, die Gesundheit der Bevölkerung zu schützen, denn viele Eltern würden sich dann genauer überlegen, ob sie ihre Kinder impfen lassen. Viele Repräsentanten dieser Gesundheitsbehörden vertreten ja das Dogma, dass Impfverweigerung im großen Stil zu einem unvermeidlichen Anstieg der Häufigkeit ernster Infektionskrankheiten führen würde. Diese Ansicht beruht auf der Theorie der sogenannten „Herdenimmunität“, nämlich dass ein hoher Prozentsatz – mindestens 85 Prozent – von Immunisierten in der Bevölkerung auch die Ungeimpften schütze. Wenn Kinder aufgrund von Impfungen Autismus bekommen, mag das aus dieser Sicht als „Kollateralschaden“ im Zuge der Erhaltung der allgemeinen Gesundheit betrachtet werden. Die Theorie der Herdenimmunität ist jedoch nicht bewiesen und es gibt umfangreiche Belege dafür, dass sie nicht stimmt.

Können Impfungen Krankheiten wirksam verhindern?

Die Gesundheitsbehörden setzten die Öffentlichkeit mit der Behauptung unter Druck, dass ein Nachlassen der Impfbereitschaft unvermeidlich zu einem Anstieg schwerer Infektionskrankheiten führen würde. Das ist eine These, die auf der falschen Annahme beruht, dass der Rückgang der Infektionskrankheiten den Massenimpfungen zu verdanken sei. Anhand von Statistiken lässt sich aber zeigen, dass viele Infektionskrankheiten schon vor Beginn der Massenimpfungen auf dem Rückzug oder bereits fast ausgerottet waren. Dies und ein verbesserter allgemeiner Gesundheitszustand war unter anderem den besseren Lebensbedingungen, der verbesserten Ernährungslage sowie der verbesserten Hygiene (durch Kanalisation und Klärung des Wassers) zu verdanken.

Die Immunität gegenüber Infektionskrankheiten hängt nicht von Impfungen ab. Wäre das der Fall, hätte die Menschheit *vor* der Erfindung der Impfstoffe nicht überleben können. Immunität gegenüber Infektionen hängt von der Stärke des Immunsystems ab. Dabei spielen viele Faktoren eine Rolle; einer der wichtigsten ist ein guter Ernährungszustand. Mangelernährte

Kinder bekommen nicht nur leichter Infektionskrankheiten wie Masern und Windpocken, sie können auch empfindlicher auf Impfungen reagieren.

In meiner Kindheit war es ganz normal und wurde nie als Bedrohung betrachtet, dass Kinder Windpocken, Mumps, Masern und Röteln bekamen. Ganz im Gegenteil, viele Kinder wurden zum Besuch ihrer erkrankten Freunde animiert, damit sie sich ansteckten. Die Infektionen dauerten meist nicht lange und verliefen mild, Komplikationen waren unbekannt. Erst später im Medizinstudium lernte ich, dass Komplikationen vorkamen, aber eben selten. Während meiner Ausbildung in den 1960er-Jahren herrschte unter meinen Lehrern die übereinstimmende Meinung, dass Impfungen für diese Krankheiten wahrscheinlich nicht zweckmäßig seien; wer in der Kindheit daran erkrankte, habe mit weniger Komplikationen zu rechnen als im Erwachsenenalter und sei lebenslang immun. Außerdem übertrage sich der Immunschutz von der Mutter auf das Kind und bleibe aktiv, bis das Immunsystem des Babys ausgereift sei.

Sie sogenannte „Herdenimmunität" verhindert den Ausbruch von Infektionskrankheiten nicht. Trotz der Massenimpfungen wird häufig von Wellen von Masern-, Mumps-, Keuchhusten- und Windpockenerkrankungen berichtet. In den 1980er-Jahren gab es in den USA mindestens 18 Berichte über das Ausbrechen von Masern unter Schulkindern, obwohl zwischen 71 und 99,8 Prozent von ihnen voll immunisiert worden waren.[12] Sogar für Menschen, die komplett gegen eine Krankheit geimpft sind, gibt es keine Garantie, dass sie von einer Epidemie nicht erfasst werden. Doch das hält die Gesundheitsbehörden nicht davon ab, nicht geimpfte Kinder für solche Epidemien verantwortlich zu machen – und das, obwohl die meisten der Kinder, die daran erkranken, voll immunisiert sind!

Bevor die Impfungen gegen Masern begannen, erwarben Kinder, die daran erkrankten, normalerweise eine lebenslange Immunität. Es war extrem selten, dass jemand zweimal Masern bekam. Heute sind alle gleichermaßen anfällig und mehr Erwachsene als zuvor erkranken daran; das kann dann zu schwerwiegenden Komplikationen führen. Der Eifer, mit dem leichte Kinderkrankheiten wie Windpocken, Mumps und Masern bekämpft wurden, hat bei einem hohen Anteil der Kinder zu einer schwerwiegend geschädigten Immunlage geführt und zur Entwicklung von neurologischen und allergischen Störungen wie Autismus, ADHS, Lernschwierigkeiten, Asthma, Nahrungsmittel-Unverträglichkeiten und Autoimmunerkrankungen beigetragen.

Impfstoffe: Profite und Probleme

Die Investitionsstrategien der großen Pharmakonzerne

Im Gegensatz zu den Gesundheitsbehörden stehen die großen Pharmakonzerne nicht in der Pflicht, die Volksgesundheit zu schützen. Ihr Ziel ist es, durch Herstellung und Verkauf von Arzneimitteln und Impfstoffen Gewinne zu erwirtschaften. In der Vergangenheit gab es viele Beispiele für schwerwiegende Nebenwirkungen von Arzneimitteln, die bei vielen Menschen großen gesundheitlichen Schaden angerichtet haben, sodass die Konzerne gezwungen waren, Schadenersatzzahlungen in erheblicher Höhe zu leisten.

Während der letzten zehn Jahre etwa ist ihr Geschäft schwieriger und weniger profitabel geworden und es geht weiter abwärts. Seit 2010 läuft der Patentschutz auf die gewinnbringendsten Präparate nach und nach aus und die amerikanische Pharmaindustrie sieht sich dadurch mit einem Verlust von 140 Milliarden Dollar konfrontiert. Fällt der Patentschutz auf Arzneimittel weg, sinken die Preise aufgrund der auf den Markt drängenden Generika.[13] [Dabei handelt es sich um wirkstoffgleiche, auch als Nachahmerpräparate bezeichnete Kopien der bereits unter einem Markennamen im Handel befindlichen Arzneimittel, die meist unter dem Namen des Wirkstoffs, dem sogenannten internationalen Freinamen, verkauft werden; Anm. d. Übers.]

Vermehrten Investitionen in die Forschung war bislang kein Erfolg beschieden und seit vielen Jahren gelingt es den Forschungsabteilungen nicht, wirksame Nachfolgepräparate zu entwickeln. Wird ab und zu ein neues, vielversprechendes Arzneimittel gefunden, müssen teure, randomisierte [auf Zufallsstichproben basierende], kontrollierte Studien gemacht werden, um sicherzustellen, dass es sicher und dem Placebo überlegen ist. Und wenn das Arzneimittel alle dieses Tests erfolgreich besteht, muss das Unternehmen viel Geld in die Vermarktung stecken, um Ärzte und Patienten davon zu überzeugen, dass das neue und teurere Präparat besser ist als das alte und billigere.

Wirtschaftliche Vorteile bei der Impfstoffherstellung

Für die Pharmakonzerne ist die Investition in die Impfstoffherstellung ein viel zuverlässigeres, kostengünstigeres und lukrativeres Geschäftsmodell als Herstellung und Vertrieb von Arzneimitteln. In den USA ist das Prüfungsverfahren vor der Zulassung für Impfstoffe einfacher und billiger als für

Medikamente. Die Probanden werden normalerweise nur ein paar Tage oder Wochen beobachtet. Echte randomisierte und kontrollierte Tests sind nicht erforderlich. Nach der Lesart der Gesundheitsbehörden ist es ethisch nicht vertretbar, jemandem eine Impfung vorzuenthalten. Daher wird ein neuer Impfstoff zusammen mit anderen Impfstoffen (als Pseudoplacebos) getestet und nicht mit einem echten Placebo (wie physiologische Kochsalzlösung); es geht lediglich darum, sicherzustellen, dass der neue Impfstoff nicht schlechter ist als bereits vorhandene. Auf diese Weise ist es ein Ding der Unmöglichkeit festzustellen, ob der Impfstoff auf lange Sicht sicher und wirksam ist.

Nach der Zulassung des Impfstoffs durch die FDA benötigt der Hersteller eine Empfehlung von den CDC, doch das ist reine Formsache. Der nächste Schritt in den USA ist die Anerkennung als gesetzlich vorgeschriebener Impfstoff auf bundesstaatlicher Ebene. Wenn Kinder geimpft sein *müssen*, um einen Kindergarten, einen Hort oder eine staatliche Schule besuchen zu können, sinken die Marketingkosten beträchtlich. Diese Einrichtungen sind also sozusagen kostenlose Werbeträger.

Zusätzlich übernehmen Gesundheitsbehörden und Medien kostenfrei einen großen Teil der Werbung für das Impfen, indem sie verbreiten, wie gefährlich Grippe, Masern, Windpocken, Meningitis und andere Krankheiten seien. Die erfolgreichste Marketingstrategie ist, die WHO dazu zu bringen, dass sie eine Grippepandemie, also einen weltweiten Ausbruch der Grippe, ausruft. Dadurch fühlen sich Regierungen dazu verpflichtet, Massenimpfungen anzusetzen und Impfstoffe für Hunderte Millionen Dollar zu kaufen; und sie lassen die Medien Angst und Massenhysterie anheizen, damit die Menschen diese Impfungen über sich ergehen lassen. Genau das geschah 2009 in Schweden und vielen anderen Ländern während der sogenannten Schweinegrippe-Pandemie.

Zusätzlich gibt die US-Regierung für den Kauf und das Bewerben von Impfstoffen jährlich mehr als 4 Milliarden Dollar aus, die *direkt* in die Taschen der Pharmakonzerne fließen.

Hersteller lehnen Verantwortung für Impfschäden ab

Die amerikanische Pharmaindustrie braucht sich keine Sorgen darüber zu machen, dass sie Opfer von Impfschäden entschädigen muss, wie das bei schädlichen Nebenwirkungen von Arzneimitteln oft der Fall ist. Der US-Kongress verabschiedete 1986 ein Sondergesetz, um Ärzte und Hersteller vor der Verantwortung zu schützen und Impfschäden aus Steuermitteln zu kompensieren. Bis November 2010 waren mehr als zwei Milliarden Dollar an 2500 Personen gezahlt und mehr als 13 000 Ansprüche geltend gemacht worden. Die Entschädigung ist sehr streng geregelt und nur extreme Impfreaktionen wie chronische Arthritis, Anaphylaxie [potenziell lebensbedrohlicher allergischer Schock; Anm. d. Übers.], Enzephalopathie und Todesfälle werden berücksichtigt. Impfopfer mit mittelgradigen Beeinträchtigungen und die meisten Autismusfälle gehen leer aus.[14]

Wenn die amerikanischen Hersteller große Chargen von Impfstoffen an ausländische Regierungen verkaufen, wie es während der sogenannten Schweinegrippe-Pandemie der Fall war, treffen sie zuerst eine Vereinbarung, die sie aus der wirtschaftlichen Verantwortung für Impfschäden entlässt. Als Hunderte von Kindern und Jugendlichen in Europa für ihr ganzes Leben von Narkolepsie gezeichnet waren, mussten die Kunden, in diesem Fall die Regierungen, also letztlich die Steuerzahler, für den Schadenersatz aufkommen und nicht die Hersteller.

Die amerikanischen Pharmakonzerne sind für den Export von Impfstoffen gerüstet

Die Investition in die Herstellung von Impfstoffen hat sich für die Pharmaindustrie als ausgesprochen erfolgreiches Geschäftsmodell erwiesen. Zwischen 1983 und 2010 hat sich die Anzahl der von der Regierung für amerikanische Kinder empfohlenen Impfdosen nahezu verdreifacht. Im Jahre 1983 waren es von der Geburt bis zum 18. Lebensjahr noch 24 Dosen von sieben verschiedenen Impfstoffen; inzwischen werden 70 Dosen von 16 verschiedenen Impfstoffen empfohlen und viele von ihnen enthalten Thiomersal. Diese Strategie war lukrativ. Die Umsätze betrugen 2009 weltweit 22 Milliarden Dollar – eine Steigerung um 16 Prozent gegenüber 2008. Nach Prognosen vonseiten der Industrie werden sie 2015 die Marke von 35 Milliarden Dollar erreichen.

Die Pharmakonzerne sind zwar bei der Investition in neue *Arzneimittel* zurückhaltender, doch sie zögern nicht, Geld für neue *Impfstoffe* in die Hand zu nehmen. Im Jahre 2010 befanden sich 145 neue Vakzine in der Entwicklung, eine Zahl, die heute erheblich höher ist.[15]

Die amerikanische pharmazeutische Industrie ist eifrig darum bemüht, ihr erfolgreiches Geschäftsmodell durch den Export von Impfstoffen in möglichst viele Länder auszuweiten. Dazu muss sie auch die jeweiligen Regierungen davon überzeugen, den amerikanischen Impfplan als zuverlässig und gesundheitsfördernd zu akzeptieren. Dafür hat sie die volle Unterstützung der von der Pharmaindustrie dominierten WHO und von GAVI, der von Bill Gates initiierten *Global Alliance for Vaccine Immunization* [zu Deutsch etwa: Globale Allianz für die Immunisierung durch Impfstoffe].[16]

Bevor sich Regierungen und die Öffentlichkeit weltweit auf eine solche Strategie einlassen, sollten sie Antworten auf Fragen nach der Impfstoffsicherheit verlangen, etwa diese:

- Ist der amerikanische Impfplan sicher?
- Welche kurz- und langfristigen gesundheitlichen Folgen hat er?

Säuglingssterblichkeit und Erkrankungsfälle steigen in den USA an

Die USA erleben zurzeit einen Anstieg der Säuglingssterblichkeit und der Erkrankungsfälle bei Kindern, der den amerikanischen Gesundheitsbehörden Angst machen müsste, wenn sie nicht so darauf fokussiert wären, die Kinder durch *Impfen* gesund zu erhalten. Es gibt unter ihnen mehr chronisch Kranke und Behinderte als je zuvor. Schätzungen zufolge leiden etwa 50 Prozent der amerikanischen Kinder an schwerwiegenden Erkrankungen und Störungen wie Fettleibigkeit, Lern- und Verhaltensstörungen, ADHS, Asthma, Autismus, Diabetes und Epilepsie. Die Säuglingssterblichkeit ist gestiegen und im Vergleich zu anderen Ländern sind die USA dabei von Platz 3 im Jahre 1950 auf Platz 46 im Jahre 2010 abgerutscht. Im Jahre 1995, als die Anzahl der Impfungen im empfohlenen Impfplan erheblich anstieg und gleichzeitig die Fälle von Autismus zunahmen, lagen sie bereits auf Platz 23.[17]

Offenbar ist es unmöglich, festzustellen, inwieweit die Beeinträchtigung der Gesundheit der Kinder den Impfungen geschuldet ist. Es gibt natürlich andere mögliche Gründe, zum Beispiel die Umweltbelastung durch Chemikalien, gentechnisch veränderte Nahrungsmittel und elektromagnetische Strahlung inklusive der schnurlosen Technologie. Es ist jedoch durchaus möglich, zu analysieren, inwieweit 70 Impfdosen von 24 verschiedenen Impfstoffen für die anhaltende gesundheitliche Katastrophe bei amerikanischen Kindern verantwortlich sind. Das könnte man leicht untersuchen, indem man den Gesundheitszustand von geimpften und von nicht geimpften Menschen insgesamt miteinander vergleicht.

Doch laut CDC können solche Studien nicht durchgeführt werden, da sie „prospektiv unethisch“ und „retrospektiv unmöglich“ seien. Offensichtlich halten es die CDC für ethisch nicht vertretbar, eine Gruppe von Kindern *nicht* zu impfen und im Rahmen einer Studie zu beobachten und zu beurteilen, wie sich ihre Gesundheit im Vergleich zu einer Gruppe von voll durchgeimpften Kindern entwickelt. Es ist schwer verständlich, was daran „unethisch" sein soll, vorausgesetzt, informierte Eltern erklären sich schriftlich damit einverstanden. Außerdem sind auch retrospektive Studien mit nicht geimpften Kindern dank einiger Eltern, die ihr Recht wahrgenommen haben, ihre Kinder nicht impfen zu lassen, durchaus möglich.

Kurzfristige Nebenwirkungen von Impfungen

Gemäß den Informationen, die Eltern weltweit erhalten, wenn sie ihre Kinder impfen lassen, können leichte Reaktionen wie Fieber oder auch Fieberkrämpfe auftreten, doch sei das nichts, worüber man sich Sorgen machen müsse. Nach Angaben der amerikanischen CDC sind schwerwiegende Reaktionen äußerst selten. Sie seien so selten, dass es schwer zu sagen sei, ob sie durch den Impfstoff verursacht würden.[18]

Diese Informationen sind definitiv nicht korrekt. Ohne weitere Forschung ist es natürlich schwer, mit Sicherheit zu sagen, in welchem Ausmaß die Verschlechterung der Gesundheit bei amerikanischen Kindern durch Impfungen verursacht wird. Einfacher ist es jedoch, die kurzfristigen Nebenwirkungen von Impfungen zu beurteilen, wenngleich es keine belastbaren Studien über die Häufigkeit schwerer Impfreaktionen gibt. Es gibt noch andere Möglichkeiten, sich kundig zu machen, als über die Impfinformationen der CDC.

Der US-Kongress hat 1986 ein Gesetz verabschiedet, das die Schaffung eines nationalen Systems zum Sammeln und Beurteilen von Berichten über mögliche Nebenwirkungen vorsah, das sogenannte *Vaccine Adverse Event Reporting System* (VAERS). Das System ist auf Ärzte und andere im Gesundheitswesen Tätige sowie auf Eltern angewiesen, die Nebenwirkungen innerhalb von 30 Tagen nach einer Impfung melden sollen. Seit 1999 gehen jedes Jahr zwischen 11 000 und 12 000 solcher Meldungen bei der VAERS ein. 15 Prozent davon werden eingestuft in die Kategorien „folgenschwerer/tödlicher Zwischenfall, lebensbedrohlich, bedarf eines längeren Krankenhausaufenthalts, führt zu dauerhafter Behinderung oder könnte nach der Beurteilung des Arztes ohne medizinische Intervention dazu führen".[19]

Das heißt, es gibt jedes Jahr zwischen 1600 und 1800 bestätigte Fälle schwerer Impfreaktionen in den USA. Doch das ist nur die Spitze des

Eisbergs. Nach Aussage eines ehemaligen Chefs der amerikanischen Zulassungsbehörde FDA, Dr. David Kessler wird nur etwa 1 Prozent der schweren Medikamentenreaktionen *gemeldet*. Im schlimmsten Fall könnte das bedeuten, dass es jedes Jahr 1,2 Millionen Impfreaktionen gibt, von denen 180 000 schwerwiegend oder lebensbedrohlich sind.

Angesichts der Tatsache, dass es keine zuverlässigen wissenschaftlichen Studien über die Häufigkeit von kurz- oder langfristigen Impfreaktionen gibt, wäre es von anderen Regierungen leichtsinnig, den amerikanischen Impfplan einfach zu akzeptieren.

Quellenverzeichnis

Einführung

1. Jepson, Bryan: *Changing the Course of Autism*, Sentient Publications 2007. S. 24

Kapitel 1

1. Ebd., S. 12.
2. Gillberg, Christoffer: *Autism och autismliknande tillstånd hos barn, ungdomar och vuxna*, Natur och Kultur 1999
3. "Functional impact of global rare copy number variation in autism spectrum disorders", in: *Nature online*, 9. Juni 2010.

Kapitel 2

1. Dohan, F. C.: "Hypothesis: Genes and neuroactive peptides from food as causes of schizophrenia", in: Costa E. und Trabucchi M. (Hrsg.): *Advances in Biochemical Psychopharmacology*, Paven Press 1980, Nr. 22, S. 235–248.
2. Dohan, F. C.: "Celiac disease and schizophrenia", In: *Brit. Med. J.*, 7. Juli 1973, S. 51–52.
3. Afzal, N., et al.: "Constipation with acquired megarectum in children with autism", in: *Pediatrics* Okt. 2002; 112 (4): 9393.42.
4. D'Eufemia, P., et al. (1996): "Abnormal intestinal permeability in children with autism", in: *Acta Pediatrica*, 85 (9): S. 1076–79.

Kapitel 3

1. Ashwood P., Willis S., Van de Water J.: "The immune response in autism: a new frontier for autism research", In: *I J Leuk Biol.* Juli 2006: 80, S. 1–15.
2. Jepson, Bryan, a.a.O., S. 63
3. Walker S. J. et al.: "Persistent ileal measles virus in a large cohort of regressive autistic children with ileocolitis and lymphonodular hyperplasia: revisitation of an earlier study", IMFAR.
4. Wakefield A. J. et al.: "Ileal-lymphoid-nodular hyperplasia, non-specific colitis, and pervasive development disorder in children", in: *Lancet* (28. Feb. 1998), 351 (9103): S. 637–41.
5. Taylor B. et al.: "Autism and measles, mumps, and rubella vaccine; no epidemiological evidence for a causal association", in: *Lancet* (1999) 353, S. 2026–2029.

6. Stott C., Blaxill M., Wakefield A.: "MMR and autism in perspective: The Denmark story", in: *J Am Phys Surg* 2004, 9 (3), S. 89–91.
7. Jepson, a.a.O., S. 82–83.
8. Immunization Review Safety Committee, Institute of Medicine: *Measles-Mumps-Rubella Vaccine and Autism,* Washington DC: National Academy Press 2001.
9. Wakefield A. et al.: "Gastrointestinal comorbidity, autistic regression and measles-containing vaccines: positive rechallenge and biological gradient", in: *Medical Veritas* 3 (2006), S. 796–802.
10. Lucarelli et al.: "Food allergy and infantile autism", in: *Panminerva med.* Sept. 1995; 37 (3): S. 137–141.
11. Vargas D. L., Nascimbene C., Krishnan C., Zimmerman A. W., Pardo C,A.: "Neuroglial activation and neuroinflammation in the brain of patients with Autism", in: *Ann Neurol* Januar 2005; 57 (1), S. 67–81.
12. Jepson, a.a.O., S. 120

Kapitel 4

1. Zioudrou C., Streaty R. A., Klee W. A.: "Opoid peptides derived from food proteins. The Exorphins", in: *J Biol Chem*, 10. April.. 1979; 254 (7), S. 2446–9.
2. Picker D., Vartanian F., Bunney W. E. Jr. et al.: "Short-term naloxone administration in schizophrenic and maniac patients. A world Health Organization Collaborative Study", in: *Arch Gen Psychiatry* März 1982; 39 (3), S. 313–9.
3. Reichelt K. L. et al.: „Childhood Autism: A Complex Disorder", in: *Biol Psychiatry* 21 (1986).
4. Knivsberg A. M., Reichelt K. L., Höjen T. et al. "A randomized, controlled study of dietary intervention in autistic syndroms", in: *Nutritional Neuroscience* 2002. 5: S. 251–61.
5. Whiteley P., Haracopos D., Knivsberg A. M. et al.: "The ScanBrit randomized, controlled, single-blind study of a gluten- and casein-free dietary intervention for children with autism spectrum disorders", in: *Nutritional Neuroscience* 2010, 13 S. 87–100.
6. Reichelt et al. (1986), a.a.O.

Kapitel 5

1. Sapone A. et al.: "Spectrum of gluten-related disorder: consensus on a new nomenclature and classification", in: *BMC Medicine* 2012, 10,S. 13.
2. Van Berge-Henegouwen, Mulder C.: "Pioneer in the gluten-free diet: Willem-Karel Dicke, 1905–1962. Over 50 years of gluten-free diet", in: *Gut* 1993, 34, S. 1473–75.
3. Rubio-Tapia A., Kyle R. A., Kaplan E. et al.: "Increasing prevalence and mortality in undiagnosed celiac disease", in: *Gastroenterol* Juli 2009; 137 (1), S. 88–93.
4. Lohi S., Mustalahti K. et al.: "Increasing prevalence of celiac disease over time", in: *Aliment pharmacol Ther* 2007; 26, S. 1217–25.
5. Fasano A., Catassi C.: "Current approaches to diagnosis and treatment of celiac disease: An evolving spectrum", in: *Gastroenterology* 2001, 120, S. 636–51.

6. Pynnonen P.A., Isometså E.T., Verkasalo M.A. et al.: "Gluten free diet may alleviate behavioral symptoms in adolescents with celiac disease: A prospective follow-up case-series study", in: *BMC Psychiatry* 2005; 5, S. 14.
7. Reichelt K. L. et al.: "Urinary Peptides in Schizophrenia and Depression", in: *Stress Medicine* 1, 1985.
8. Karlsson et al.: "Maternal antibodies to dietary antigens and risk for nonaffective psychosis in offspring", in: *American Journal of Psychiatry* 169, Nr. 6 (Juni 2012)
9. Hadjivassiliou M., Grünewald R.A. et al.: "Gluten ataxia in perspective: epidemiology, genetic susceptibility and clinical characteristics", in: *Brain* 2003; 126, S. 685–91.
10. Davis, William: *Wheat Belly*, Emmaus, PA (USA): Rodale Press, 2011, S. 85–86; dt. Ausgabe: *Weizenwampe: Warum Weizen dick und krank macht*, München: Goldmann, 2013
11. Ludvigsson J.F., Montgomery S.M., Ekbom A. et al.: "Small intestinal histopathology and mortality risk in celiac disease", in: *J Am Med Ass* 2009; 302 (11), S. 1171–8.
12. Fasano A., Bertti I., Gerarduzzi T. et al.: "Prevalence of celiac disease in at-risk and not-at-risk groups in the United States: a larger multicenter study", in: *Arch Intern Med*, 10. Feb. 2003; 163 (3), S. 286–92.
13. Van den Broeck H.C., de Jong H.C., Salentijn E.M. et al.: "Presence of celiac disease epitopes in modern and old hexaploid wheat varieties: Wheat breeding may have contributed to increased prevalence of celiac disease", in: *Theor Apll Genet*, 28. Juli 2010
14. Di Sabatino A., Corazza G.R.: "Nonceliac gluten sensitivity: sense or sensibility?", in: *Annals of Internal Medicine*, 21. Feb. 2012; 156 (4), S. 309–11.
15. Ludvigsson J.F. et al.: "The Oslo definitions for celiac disease and related terms", in: *Gut*, Jan. 2013; 62 (1), S. 43–52.
16. Sapone et al., a.a.O.
17. Perlmutter David: *Grain Brain*, New York: Little, Brown and Company, 2013, S. 60; dt. Ausgabe: *Dumm wie Brot: Wie Weizen schleichend Ihr Gehirn zerstört*, München: Mosaik, 2014
18. Biesiekierski J.R., Newnham E.D., Irving P.M., Barrett J.S., Haines M., Doecke J.D., Shepherd S.J. et al.: "Gluten causes gastrointestinal symptoms in subjects without celiac disease: a double-blind randomized placebo-controlled trial", in: *American Journal of Gastroenterology*, März 2011; 106 (3), S. 508–14.
19. Hadjivassiliou M. et al.: "Gluten Sensitvity: from gut to brain", in: *Lancet Neurology* 9, Nr. 3 (März 2010)
20. Rodney P. Ford: "The Gluten Syndrome: A Neurological Disease", in: *Medical Hypotheses* 73, Nr. 3 (September 2009)
21. Wakefield A.: *Waging war on the autistic child*, Skyhorse Publishing 2012, S. 36.
22. Ebd., S 53.

Kapitel 6

1. Campbell-McBride, Natasha: *Gut and Psychology Syndrome*, überarb. und erweit. Aufl. 2010, S. 23.

2. Shaw, William: "Biological Treatments for Autism and PDD", online unter: www.greatplainslaboratory.com (2002)
3. Campbell-McBride, a.a.O., S. 46.

Kapitel 7

1. Habakus, Louise Kuo, und Holland, Mary (Hrsg.): *Vaccine Epidemic. How Corporate Greed, Biased Science, and Coercive Government Threaten Our Human Rights, Our Health, and Our Children,* Skyhorse Publishing 2012, S. 161
2. Windham G. et al.: "Autism Spectrum Disorders in Relation to Distribution of Hazardous Air Pollutants in the San Francisco Bay Area", in: *Environ Health Perspect* Sept. 2006; 114 (9); S. 1438–44.
3. Geier D.A. et al.: "A prospective study of prenatal mercury exposure from maternal dental amalgams and autism severity", in: *Acta Neurobiologiae Experimentalis* (2009), 69, S. 189–197.
4. Stern A.H., Smith A.E.: "An assessment of the cord blood: maternal blood methylmercury ratio: implications for risk assessment", in: *Environ Health Perspect* 111 (2003); S. 1465–1470.
5. Centers of Disease Control and Prevention: "Autism A.L.A.R.M.", online unter: www.medicalhomeinfo.org/health/Autism/20downloads/AutismAlarm.pdf
6. Jepson, a.a.O., S. 117.
7. Ebd., S. 124.
8. Kennedy, Robert Jr.: "Autism, mercury and politics", in: *Boston Globe*, 1. Juli 2005.
9. Bernard S. et al.: "Autism: a novel form of mercury poisoning", in: *Med Hypotheses*, April 2001; 56 (4), S. 462–71.
10. Kennedy, a.a.O.
11. Mukhtarova N.D.: "Late sequelae of nervous system pathology caused by action of low concentrations of ethyl mercury chloride", in: *Gig Tr Prof Zabol*, März 1977 (3), S. 4–7.
12. Burbacher T.M. et al.: "Comparison of blood and brain mercury levels in infant monkeys exposed to methylmercury or vaccines containing Thimerosal", in: *Environ Health Perspect*, Aug. 2005; 113 (8), S. 1015–21.
13. James S. Jill et al.: "Cellular and mitochondrial glutathione redox imbalance in lymphoblastoid cells derived from children with autism", in: *FASEB Journal* 23 (März 2009), S. 2374–83.
14. Havarinasab S. & Hultman P.: "Organic mercury compounds and autoimmunity", in: *Autoimmunity Rev* 4 (2005); S. 270–275.
15. Hewitson L. et al.: "Delayed acquisition of neonatal reflexes in newborn primates receiving a thimerosal-containing hepatitis B vaccine: Influence of gestational age and birth weight", in: *Neurotoxicology,* E-pub 2. Okt. 2009
16. Mutkus L. et al.: "In vitro uptake of glutamate in GLAST- and GLT-1-transferred mutant CHO-K1 cells is inhibited by the ethylmercury-containing preservative thimerosal", in: *Biol Trace Elem Res*, Sommer 2005; 195 (1–3), S. 71–86.
17. Jepson, a.a.O., S. 122.

18. Boyd Haley: "Mercury Toxicity: Genetic Susceptibility and Synergistic Effects", in: *Medical Veritas* 2 (2005), S. 1–8.
19. Bishop N.J. et al.: "Aluminium toxicity in preterm infants receiving intravenous-feeding solutions", in: *New England Journal of Medicine* (1997), 336 (22), S. 1557–1562.

Kapitel 8

1. Diem et al.: "Non-thermal DNA breakage by mobile-phone radiation (1800 MHz) in human fibroblasts and transformed GFSH.R 17 rat granulose cells in vitro", in: *Mutat Res*, 2005.
2. Online unter: www.bioinitiative.org
3. "Functional impact of global rare copy number variation in autism spectrum disorders", in: *Nature online*, 9. Juni 2010.
4. Tamara J. Marica, George L. Carlo: "Wireless Radiation in the Ethiology and Treatment of Autism: Clinical Observations and Mechanisms", in: *Journal of the Australian College of Nutritional & Environmental Medicine*, Bd. 26, Nr. 2, August 2007.

Kapitel 9

1. Courchesne E. et al.: "The brain in infantile autism: posterior fossa structures are abnormal", in: *Neurology*, Feb. 1994; 44 (2), S. 214–23.
2. Heath, Robert G.: "Gross Pathology of Cerebellum in Patients Diagnosed and Treated as Functional Psychiatric Disorders", in: *Nervous and Mental Disease* 1979. Nr. 10.
3. Jepson, a.a.O. S. 172.
4. Palmen S.J. et al.: "Neuropathological findings in autism", in: *Brain* Dez. 2004; 127 (Pt 12); S. 2572–83.
5. Bittigau P., Ikonomidou C.: "Glutamate in neurologic diseases", in: *J Child Neurol* Nov. 1997; 12 (8), S. 471–85.
6. Yasko, Amy: *Autism: Pathways to Recovery*, Neurological Research Institute 2009, S. 68.
7. Ebd., S. 59.

Kapitel 10

1. Ebd., S. 117.
2. Fasano A., Catassi C. (2001), a.a.O., S. 636–51.

Kapitel 13

1. Lee, Lita in: *Lancet*, Dezember 1989.
2. Jepson, a.a.O., S. 192–93.
3. Flowers J.L., Lonky S.A., Deithsch E.J.: "Clinical evidence supporting the use of an activated clinoptilolite suspension as an agent to increase urinary excretion of toxic heavy metals", in; *Nutrition and Dietary Supplements* 2009: 1, S. 11–18.

Kapitel 15

1. Lipton, Bruce: *The biology of belief*, 2005; dt. Ausgabe: *Intelligente Zellen: Wie Erfahrungen unsere Gene steuern*, KOHA 2006.

2. Mac Clare, C.W.F.: "Resonance in Bioenergetics", in: *Annals of the New York Academy of Science* 1974, 227; S. 74–79.
3. Becker R.O.: *Cross Currents*, 1990.
4. Null G. et al.: *Death By Medicine*, New York, Nutrition Institute of America.
5. Tostar, Sven: *Energimedicin och det biofisiska paradigmet*, Karolinska institutet 2004.
6. Lynes, Barry: *The Cancer Cure That Worked: 50 Years of Suppression*, 1986.
7. Rossignol D.A. et al.: "Hyperbaric treatment for children with autism: a multicenter, randomized, double-blind, controlled trial", in: *BMV Pediatric* 2009, 9: 21.

Anhang

1. Jepson, S. 129.
2. Bernard S.: "Analysis of the Danish Autism Registry Data Base in Response to the Hviid et al. Paper on Thimerosal", in: *JAMA*, Oktober 2003, online unter: www.safeminds.og
3. Belkin, Michael: "The Vaccine Bubble and the Pharmaceutical Industry", in: Habakus und Holland (Hrsg.), a.a.O., S. 140.
4. Kennedy, a.a.O.
5. Jepson, a.a.O., S. 159–162.
6. Institute of Medicine: "Vaccines and Autism, Immunization Safety Review", 17. Mai 2004
7. Institute of Medicine, Immunization Safety Review Committee: *Thimerosal containing vaccines and Neurodevelopment Disorders*, 1. Oktober 2001
8. Rock, Andrea: "The Toxic Tipping Point: Are the CDC, the FDA and other health agencies covering up evidence that a mercury preservative in children's vaccines caused a rise in autism?", in: *Mother Jones* März/April 2004.
9. Taylor, Ginger: "The role of government and media", in: Habakus und Holland (Hrsg.), a.a.O., S. 162.
10. Ganz, Michael: „The Cost of Autism", in: Steven O. Moldin, John L.R. Rubinstein (Hrsg.): *Understanding Autism: From Basic Neuroscience to Treatment*, CRC Press 2006.
11. Institute of Medicine: *Vaccines and Autism. Immunization Safety Review*, 17. Mai 2004
12. Poland G.A., Jacobson R.M.: "Failure to reach the goal of measles elimination. Apparent paradox of measles infections in immunized persons", in: *Archives of Internal Medicine*, 22. August 1994; 154 (16), S. 1815–20.
13. Belkin, Michael: "The Vaccine Bubble and the Pharmaceutical Industry", in: Habakus und Holland (Hrsg.), a.a.O., S. 147.
14. Tenpenny, Sherri:"A doctor's view of vaccines and the public health", in: Habakus und Holland (Hrsg.), a.a.O., S. 184–185.
15. Belkin, a.a.O., S. 144–45.
16. Ebd., S. 143.
17. Habakus und Holland (Hrsg.), a.a.O., Anhang B: "Tools for vaccination choice", S. 281.
18. Tenpenny, a.a.O., S. 184.
19. Ebd., S. 194.

Literatur zur Vertiefung

Becker, Robert Otto: *Cross Currents. Perils of Electropollution. The Promise of Electromedicine*, Tarcher 1990; dt. Ausgabe: *Der Funke des Lebens. Heilkraft und Gefahren der Elektrizität*, München: Piper, 1994

Blomberg, Harald, und Dempsey, Moira: *Movements that heal*, Sunnybank Hills LPO (Australia): Book Pal, 2011; dt. Ausgabe: *Bewegungen, die heilen*, Kirchzarten: VAK, 2012

Campbell-McBride Natasha: *Gut and Psychology Syndrome*, Medinform Publishing, überarb. u. erweit. Ausgabe 2010; dt. Ausgabe: *GAPS – Gut and Psychology Syndrome: Wie Darm und Psyche sich beeinflussen*, Unicamedia 2015

Davis, William: *Wheat Belly*, Emmaus, PA (USA): Rodale Press, 2011; dt. Ausgabe: *Weizenwampe: Warum Weizen dick und krank macht*, München: Goldmann, 2013

Habakus, Louise Kuo, und Holland, Mary (Hrsg.): *Vaccine Epidemic. How Corporate Greed, Biased Science, and Coercive Government Threaten Our Human Rights, Our Health, and Our Children*, Skyhorse Publishing 2012

Jepson, Bryan, und Johnson, Jane: *Changing the Course of Autism*, Sentient Publications 2007

Lipton, Bruce: *The biology of belief*, Hay House 2005; dt. Ausgabe: *Intelligente Zellen: Wie Erfahrungen unsere Gene steuern*, KOHA 2006

Lynes, Barry: *The Cancer Cure That Worked: 50 Years of Suppression*, BioMed Publishing Group 1986; dt. Ausgabe: *Die verbotenen Krebsheilungen. Fünfzig Jahre der Unterdrückung*, Jim Humble Verlag / Das Neue Licht Verlag 2014

Perlmutter, David: *Grain Brain*, New York: Little, Brown and Company, 2013; dt. Ausgabe: *Dumm wie Brot: Wie Weizen schleichend Ihr Gehirn zerstört*, München: Mosaik, 2014

Shaw, William: *Biological Treatments for Autism and PDD*, Great Plains Laboratory 1998; dt. Ausgabe: *Biologische Behandlungen bei Autismus und PDD: Ein umfassender und leicht verständlicher Führer über die neueste Forschung und medizinischen Therapien für Autismus und PDD*, Verlag William Shaw, GPL, 2009

Wakefield, Andrew: *Waging war on the autistic child*, Skyhorse Publishing 2012

Yasko, Amy: *Autism: Pathways to Recovery*, Neurobiological Research Institute 2009

Über den Autor

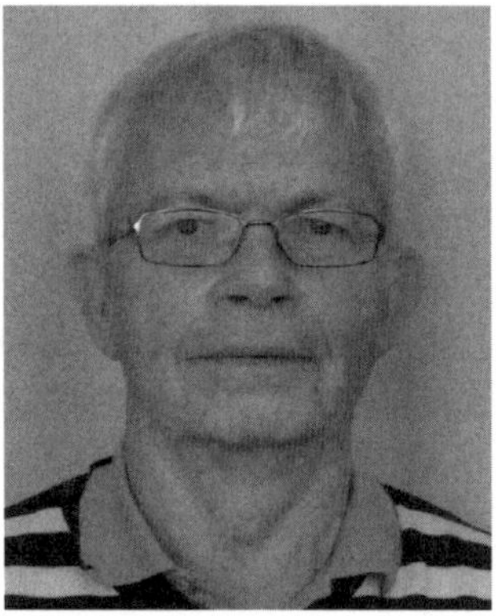

Dr. Harald Blomberg war ein schwedischer Facharzt für Psychiatrie. Bekannt wurde er durch die Entwicklung seines *Rhythmic Movement Training* (RMT). Dieses rhythmische Bewegungstraining umfasst 15 einfache Bewegungsübungen mit erstaunlichen Wirkungen: Sie fördern die gesunde Entwicklung der Kinder von Anfang an und helfen im späteren Leben gegebenenfalls bei Entwicklungs- Lern- und Aufmerksamkeitsstörungen sowie bei Autismus und Asperger-Syndrom. Dazu hat er auch drei Bücher veröffentlicht (u. a.: *Bewegungen, die heilen* – bei VAK erschienen) und eine Reihe von Trainingskursen entwickelt, die weltweit unterrichtet werden.

In seiner praktischen Tätigkeit machte Dr. Blomberg wiederholt die Erfahrung, dass seine RMT-Übungen bei Kindern mit Autismus, mit ADHS und mit chronischen Verdauungsstörungen nicht den gleichen Heilungserfolg brachten wie bei anderen Kindern. Er fand heraus, dass diese Kinder in der Regel an Gluten- und Kasein-Unverträglichkeit litten. Wenn sie sich jedoch an die von ihm empfohlene gluten- und kaseinfreie Ernährungsform hielten, stellten sich auch bei ihnen die gewünschten Heilungserfolge ein. Das vorliegende Buch beruht auf seinen langjährigen Erfahrungen in der Behandlung autistischer Kinder und insbesondere von Kindern mit Asperger-Syndrom. Dr. Harald Blomberg ist im Jahr 2020 verstorben.

Hinweis des Verlags

Weitere Informationen über den Autor und sein rhythmisches Bewegungstraining erhalten Sie auf www.blombergrmt.com (englischsprachig) und https://blombergrmt.iak-freiburg.de. Dort finden Sie auch Informationen über Kurse in Deutschland.

Dr. Harald Blomberg:

Bewegungen, die heilen

Einfache Übungen für jedes Alter
RMT hilft bei ADHS, Lern- und Verhaltensproblemen

Leseprobe: www.vakverlag.de

In Anlehnung an die natürlichen rhythmischen Bewegungen bei Kleinkindern entwickelte Dr. Harald Blomberg ein sehr effizientes, grundlegendes Bewegungsprogramm mit erstaunlichen Wirkungen: Das Rhythmic Movement Training (RMT) fördert die gesunde kindliche Entwicklung von Anfang an. In späteren Altersstufen hilft es, Fehlentwicklungen zu beheben (etwa AD(H)S oder Dyslexie). Viele Fallbeispiele sowie 15 detaillierte, bebilderte Übungsanleitungen demonstrieren anschaulich die Anwendung in jedem Alter und ohne spezielle Vorkenntnisse. Dieses Buch richtet sich an Eltern, Erzieher, Lehrer, Physiotherapeuten und Ergotherapeuten.

256 Seiten, 42 Abbildungen, Paperback (15 x 21,5 cm)
ISBN 978-3-86731-101-4

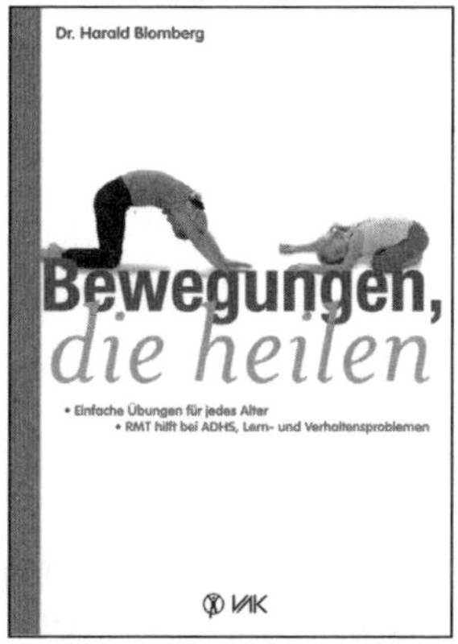

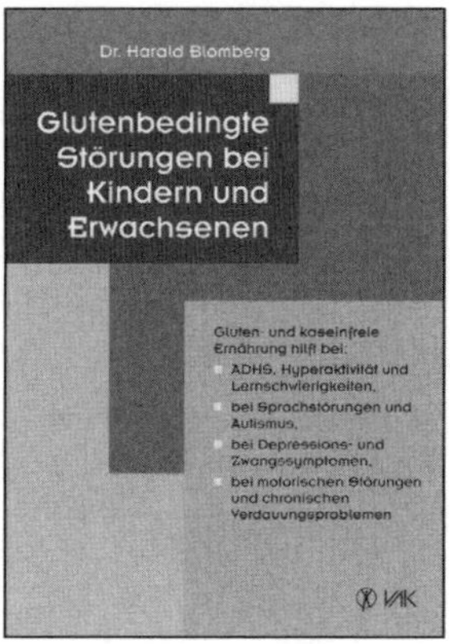

Dr. Harald Blomberg:

Glutenbedingte Störungen bei Kindern und Erwachsenen

Leseprobe: www.vakverlag.de

Eine gluten- und kaseinfreie Ernährungsweise kann zur Besserung von ADHS-, Depressions- und Zwangssymptomen sowie zur Behebung von Lernschwierigkeiten führen. Üblicherweise erhalten ADHS-Kinder jedoch eine symptomatische Behandlung mit Stimulanzien, die auf das zentrale Nervensystem wirken, und Erwachsenen mit Depressionen oder Zwangssymptomen werden Antidepressiva verschrieben. Während einer solchen Behandlung kann sich ein eventueller Entzündungsprozess im Gehirn ungehindert fortsetzen. Mit der richtigen Ernährung hingegen werden Medikamente in vielen Fällen überflüssig und gleichzeitig wird der die Symptome verursachende Entzündungsprozess im Gehirn gestoppt.

48 Seiten, Broschur (15 x 21,5 cm)
ISBN 978-3-86731-171-7

Christopher M. Palmer:

Psychische Erkrankungen neu verstehen

Warum Stoffwechsel und Mitochondrien die Schlüsselrolle für unsere psychische Gesundheit spielen

Leseprobe: www.vakverlag.de

Psychische Erkrankungen sind auf dem Vormarsch. Doch was sind ihre Ursachen? Und warum sind psychische Probleme so schwer zu behandeln? Harvard-Psychiater Dr. Chris Palmer skizziert ein revolutionär neues Verständnis: Psychische Störungen sind Stoffwechselstörungen des Gehirns. In seinem Buch beleuchtet er die neuen Therapieoptionen, die seine Theorie eröffnet und verbindet modernste wissenschaftliche Erkenntnisse mit praktischen Ratschlägen und Strategien, die Betroffenen helfen, wieder gesund zu werden.

424 Seiten, Paperback (15 x 21,5 cm)
ISBN 978-3-86731-274-5

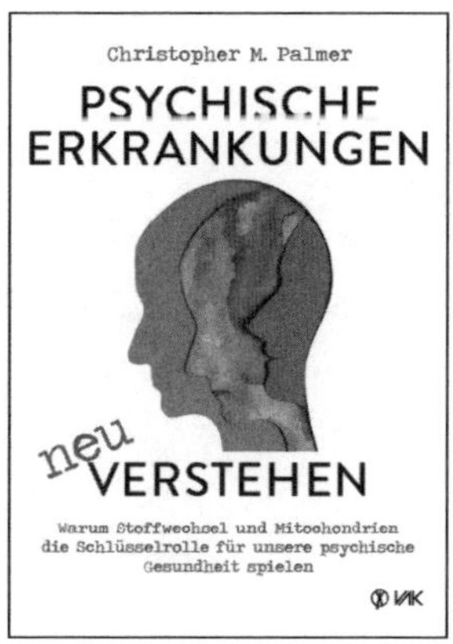

Abonnieren Sie unseren Newsletter: www.vakverlag.de

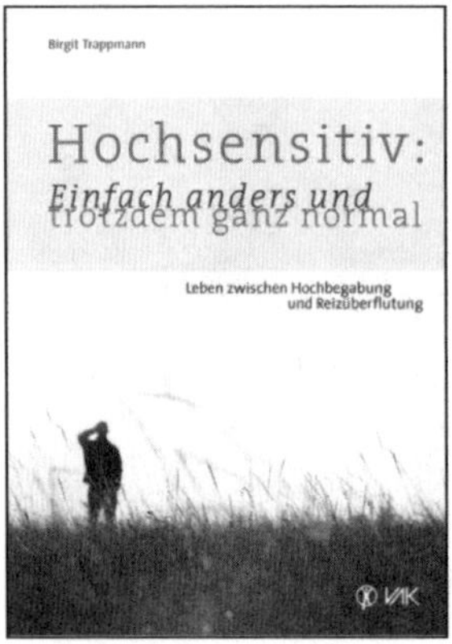

Birgit Trappmann:

Hochsensitiv: Einfach anders und trotzdem ganz normal

Leben zwischen Hochbegabung und Reizüberflutung

Leseprobe: www.vakverlag.de

Hochsensitive Menschen nehmen sich und ihre Umwelt, aber auch Stimmungen übermäßig intensiv und detailliert wahr – und leiden oft unter den Folgen. Dabei ist Hochsensitivität eine besondere Begabung und von Vorteil – wenn man lernt, das positive Potenzial zu nutzen. Dieses Buch beleuchtet alle Aspekte der Hochsensitivität. Es erklärt die Hintergründe und wie es sich mit dieser ausgeprägten Empfindsamkeit unbeschwert und erfolgreich leben lässt. Das Standardwerk für alle Betroffenen, Berater und Therapeuten und alle, die mit hochsensitiven Kindern oder Erwachsenen leben.

336 Seiten, Paperback (15 x 21,5 cm)
ISBN 978-3-86731-060-4

Sally Goddard:

Greifen und BeGreifen

Wie Lernen und Verhalten mit frühkindlichen Reflexen zusammenhängen

Leseprobe: www.vakverlag.de

Lange Zeit dachte man, dass Lernstörungen bei Kindern in psychologischen Problemen oder in schwierigen sozialen und wirtschaftlichen Verhältnissen begründet sind. Forschungen haben ergeben, dass Lernprobleme auch körperliche Ursachen haben können: Fehlfunktionen der frühkindlichen sowie der Halte- und Stellreflexe. Sally Goddard erklärt in diesem Buch das komplexe Thema. Sie erläutert auch, wie Lehrer und Eltern betroffene Kinder erkennen und welche Methoden sie unterstützen. Überarbeitete und erweiterte Neuausgabe!

408 Seiten, Paperback (15 x 21,5 cm)
ISBN 978-3-86731-270-7

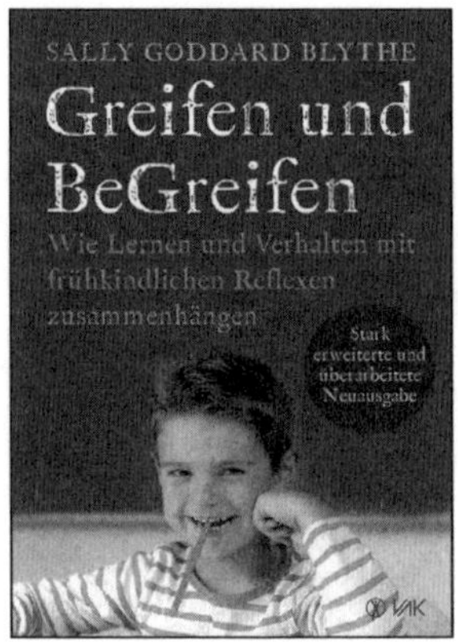

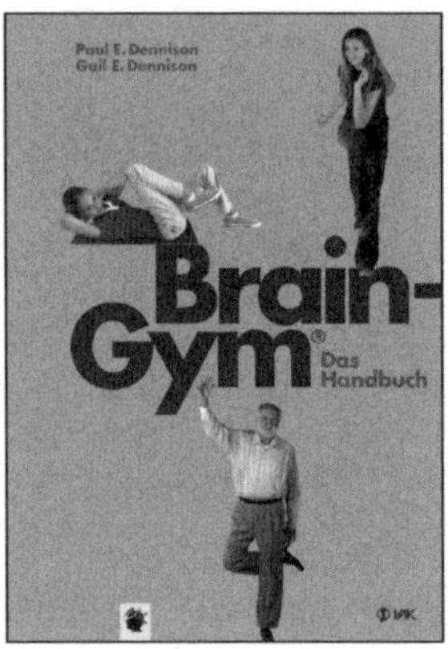

Paul E. Dennison, Gail E. Dennison:

Brain-Gym® – Das Handbuch

Leseprobe: www.vakverlag.de

Dieses neu konzipierte und erheblich erweiterte Handbuch löst das bewährte Brain-Gym®-Lehrerhandbuch ab. Nach wie vor bilden detaillierte Anleitungen und Tipps zum Übungsablauf den Mittelpunkt des Buches. Zusätzlich gibt es eine Reihe nützlicher Neuerungen, wie erheblich erweiterte Hintergrundinformationen, detaillierte Übersichten über die geförderten Gehirn- und Körperfunktionen, Vorschläge für Spiele, Geschichten und Musik u.v.a.m. Mit dieser anwenderfreundlichen „Gebrauchsanleitung" für Brain-Gym® können auch Erwachsene die kindliche Freude am Lernen wiederentdecken und Spitzenleistungen erzielen.

192 Seiten, vierfarbig, Paperback (21 x 29,7 cm)
ISBN 978-3-86731-071-0

Bestellen Sie unsere kostenlosen Kataloge: www.vakverlag.de